Urologic Surgery Next

3

■担当編集委員
山本新吾
兵庫医科大学泌尿器科学講座 主任教授

■編集委員
荒井陽一
宮城県立がんセンター 総長/東北大学 名誉教授

髙橋 悟
日本大学医学部泌尿器科学系泌尿器科学分野 主任教授

山本新吾
兵庫医科大学泌尿器科学講座 主任教授

土谷順彦
山形大学医学部腎泌尿器外科学講座 教授

エンドウロロジー

MEDICAL VIEW

本書では，厳密な指示・副作用・投薬スケジュール等について記載されていますが，これらは変更される可能性があります。本書で言及されている薬品については，製品に添付されている製造者による情報を十分にご参照ください。

Urologic Surgery Next No.3
Endourology
（ISBN978-4-7583-1332-2 C3347）

Editor: Shingo Yamamoto

2018. 10. 1 1st ed

©MEDICAL VIEW, 2018
Printed and Bound in Japan

Medical View Co., Ltd.
2-30 Ichigayahonmuracho, Shinjyukuku, Tokyo, 162-0845, Japan
E-mail　ed @ medicalview.co.jp

「Urologic Surgery Next」シリーズ
刊行にあたって

　近年の泌尿器科手術の進化はめざましい．既に普及しているエンドウロロジー，腹腔鏡手術は，機器の進歩と相まってさらに洗練されてきた．近年，手術支援ロボットの導入により泌尿器科手術はさらに大きく変貌した．前立腺全摘術の多くがロボット支援下に行われ，腎部分切除術や膀胱全摘術にも適応が拡大されてきている．このような背景を踏まえて，現在の泌尿器科手術の実際をまとめた新たな手術シリーズとして「Urologic Surgery Next」シリーズを刊行することとなった．

　本シリーズでは，これまで「Urologic Surgery」シリーズ全12巻（2000〜2002年），「新Urologic Surgery」シリーズ全8巻（2009〜2011年）が刊行され，いずれも好評を得てきた．最初のシリーズの刊行は泌尿器腹腔鏡手術の多くが保険収載されていなかった時期であり，第1巻としてエンドウロロジー，第2巻として泌尿器腹腔鏡手術が上梓されている．次の新シリーズは臓器別・疾患別の構成となり，低侵襲手術の普及を反映して，各巻にエンドウロロジー，腹腔鏡手術，開放手術が併記して解説されている．

　前シリーズ刊行後の2012年は，ロボット支援腹腔鏡下前立腺全摘術が保険収載され，文字通り本邦におけるロボット手術元年となった．その後のロボット手術の普及は急速であり，標準手術の一つとして定着している．腹腔鏡手術においては，泌尿器腹腔鏡技術認定制度の発足後10年以上が経過し，より洗練された標準術式として進化してきた．細径尿管鏡の開発などによりエンドウロロジーもさらに進化を遂げている．今後，手術開発と教育は新たな局面を迎えていると言えよう．

　今回，シリーズ3作目として発刊される「Urologic Surgery Next」シリーズでは，最近の手術の進歩を踏まえ，以下の編集方針にて企画された．
1. Urologic Surgeryシリーズの中でも進化した術式を重点的に解説する．
2. 主にアプローチ別に構成し，必要な解剖，基本手技，トラブルシューティングなどを充実させる．
3. 主要な術式では，テーマ・ポイントを絞った手術手技の解説を設ける．
4. オープンサージャリーを一つの巻にまとめ，到達法，代表的な術式，血管処理，などを詳述する．
5. これまでのシリーズと同様に，イラストを駆使して視覚的にわかりやすい記述とする．

　執筆は第一線で活躍されておられる若手の術者にお願いした．本シリーズが多くの泌尿器外科医の日々の研鑽に役立てられることを願っている．

2018年3月

編集委員　荒井陽一
　　　　　髙橋　悟
　　　　　山本新吾
　　　　　土谷順彦

序　文

　エンドウロロジーは泌尿器科を代表する手術であり，開腹手術よりも，腹腔鏡手術よりも，泌尿器科医が泌尿器科医たる所以でもあると言っても過言ではない。そしてロボット手術や腹腔鏡手術と同様に，エンドウロロジーはこの10年間でさまざまなハイテクノロジーを取り込みながら目覚ましい進歩を遂げ続けている。

　ハイテクノロジーのひとつはホルミウムレーザーを代表とするレーザー技術であり，ループ電極で一片一片切除していたTURPまたはTURBTは，それぞれ前立腺核出術（HoLEP）または膀胱腫瘍一塊切除術（TURBO）へと一変した。また高出力KTPレーザーが開発されPVP（光選択的前立腺レーザー蒸散術）もハイリスク症例における低侵襲手術として広く普及している。

　ホルミウムヤグレーザーは尿路結石治療にも欠かせないアイテムであるが，広可動域の腎盂尿管軟性鏡の導入によりf-TULが一般的治療となり，経皮的にのみアプローチ可能であった腎結石が経尿道的アプローチによって砕石される時代となった。さらには，サンゴ状結石もTUL/PNL一期的手術（ECRIS）の開発により短期間での治療が可能となり，tubeless PNLやmini PNLなどの細径トラクトでの経皮的砕石も試みられている。

　さらに，本書では，膀胱癌における光力学診断（PDD），腎盂尿管癌に対する経尿道的手術，腎癌に対する経皮的局所療法など，悪性腫瘍に対する最新のエンドウロロジー技術も各分野のエキスパートにより解説いただいている。

　これらの科学技術の進歩と革新の根底にあるキーワードは「より安全で低侵襲な技術」である。本書により，エンドウロロジーエキスパートの最先端の熟練した技術が，より広く普及することを願ってやまない。

2018年8月

山本新吾

執筆者一覧

担当編集委員

山本新吾	兵庫医科大学泌尿器科学講座主任教授

執筆者(掲載順)

木村友和	筑波大学医学医療系臨床医学域腎泌尿器外科学講師
西山博之	筑波大学医学医療系臨床医学域腎泌尿器外科学教授
布川朋也	徳島大学大学院医歯薬学研究部泌尿器科学分野助教
金山博臣	徳島大学大学院医歯薬学研究部泌尿器科学分野教授
多武保光宏	杏林大学医学部泌尿器科講師
鮫島未央	杏林大学医学部泌尿器科助教
奴田原紀久雄	杏林大学名誉教授
山田　仁	医仁会武田総合病院泌尿器科部長
松崎純一	大口東総合病院泌尿器科部長
井口孝司	和歌山県立医科大学泌尿器科助教
柑本康夫	和歌山県立医科大学泌尿器科准教授
原　勲	和歌山県立医科大学泌尿器科教授
井上貴博	京都大学医学研究科泌尿器科学教室准教授
麦谷荘一	すずかけセントラル病院腎・泌尿器内視鏡治療センター長
髙木治行	兵庫医科大学放射線科助教
山門亨一郎	兵庫医科大学放射線科主任教授
山本新吾	兵庫医科大学泌尿器科学講座主任教授
木村　隆	琉球大学大学院医学研究科医科学専攻腎泌尿器外科学講座助教
三宅牧人	奈良県立医科大学泌尿器科学教室助教
藤本清秀	奈良県立医科大学泌尿器科学教室教授
太田純一	横浜市立市民病院泌尿器科部長
福原秀雄	高知大学医学部泌尿器科学講座助教
井上啓史	高知大学医学部泌尿器科学講座教授
伊藤直樹	NTT東日本札幌病院泌尿器科部長
上田朋宏	医療法人朋友会泌尿器科上田クリニック院長
稲元輝生	大阪医科大学泌尿生殖・発達医学講座泌尿器科学教室准教授
設楽敏也	渕野辺総合病院泌尿器科部長
中川　健	東京歯科大学市川総合病院泌尿器科教授
奥野　博	国立病院機構京都医療センター診療部長，泌尿器科科長
小路　直	東海大学医学部付属八王子病院泌尿器科准教授

Urologic Surgery Next No.3 エンドウロロジー

目 次

I エンドウロロジーにおける手術機器の基本操作：Do and Do Not
木村友和, 西山博之　2

II エンドウロロジーにおけるトラブルシューティング
布川朋也, 金山博臣　14

III 結石の手術

TUL　　　　　　　　　　多武保光宏, 鮫島未央, 奴田原紀久雄　22

PNL　　　　　　　　　　山田　仁　34

修正 Valdivia 体位による PNL ＋ TUL の一期的手術　　　　　　　　　　松崎純一　43

経尿道的膀胱砕石術　　　　　　井口孝司, 柑本康夫, 原　勲　52

IV 上部尿路の手術

経皮的腎瘻造設術　　　　　　井上貴博　62

上部尿路腫瘍に対する経尿道的手術　　　　　　麦谷荘一　70

腎癌に対する Focal Therapy　　　　　　髙木治行, 山門亨一郎, 山本新吾　79

Ⅴ 下部尿路の手術

膀胱瘻造設術 ……… 木村　隆　86

膀胱癌の手術

確実なstagingと再発を減らすTURBTの基本手技 ……… 三宅牧人, 藤本清秀　95

経尿道的膀胱腫瘍一塊切除術（TURBO） ……… 太田純一　105

蛍光膀胱鏡によるTURBT ……… 福原秀雄, 井上啓史　112

膀胱憩室の手術 ……… 伊藤直樹　116

膀胱水圧拡張術 ……… 上田朋宏　120

前立腺肥大症の手術

TURP ……… 稲元輝生　126

HoLEP ……… 設楽敏也　132

TUEB ……… 中川　健　142

PVP ……… 奥野　博　150

前立腺癌の手術：HIFU ……… 小路　直　163

I エンドウロロジーにおける手術機器の基本操作：Do and Do Not

I エンドウロロジーにおける手術機器の基本操作：Do and Do Not

筑波大学医学医療系臨床医学域腎泌尿器外科学講師　木村友和
筑波大学医学医療系臨床医学域腎泌尿器外科学教授　西山博之

　エンドウロロジーは多くの手術機器を駆使するため技術習熟には時間と経験を要する手術であり，合併症が生じた際のトラブルシューティングには熟練の技が必要となる。各論は別項を参照していただくこととし，本項では主要なエンドウロロジーにおける手術機器とその基本操作法，合併症について概説する。

エンドウロロジーに用いる手術機器と基本操作

対象手術と手術機器

　対象手術と手術機器を 表1 に示す。

尿路カテーテル処置

● 軟性膀胱鏡（処置用膀胱鏡）
　膀胱観察に汎用する膀胱鏡で，逆行性尿路造影，尿管カテーテル，ステントを用いた処置にも用いる。ファイバースコープと電子スコープがあり，双方では解像度が違う。カメラヘッドの要否を確認する（図1）。

● 超音波診断装置
　腎瘻，膀胱瘻どちらにおいても安全な穿刺を行うために必要である。腎瘻穿刺は専用プローブや外付け穿刺ガイドがあるが，各社で異なるため使用するエコーごとに確認する（図2）。

● 透視装置・ポータブル透視装置（Cアーム）
　尿管カテーテルの挿入，尿路外遊出の有無の確認，内視鏡操作などに用いる。造影剤は尿路造影専用のウログラフィン®などを用いる。医療者は放射線プロテクターが必須で，場合により甲状腺防護のためネックプロテクターを用いる。透視時間が長くなると患者および術者など医療者の被曝が増えるため，短時間にできるように心がける。まだ手技に注力してしまう術者であれば，処置の際に透視装置のフットスイッチを踏み続けないよう，助手や外回りに代わりに行ってもらったほうがよい（図3）。Cアーム操作ではアームの角度を調整することでベッドにアームが当たらず適切に観察できる。

● 尿管カテーテル・尿管ステント・ガイドワイヤー
　カテーテルは腎盂尿管尿の採取，造影検査などに用いる。先端の形状や硬さで使い分ける。ステントは尿管結石や狭窄，腫瘍などによる閉塞，結石治療後の尿管安静のために用いられる。ガイドワイヤーも同様に，処置器材は長さ，太さ，硬さ，材質，形状，視認性，親水性コーティングの有無などから使い分ける（図4）。

● 腎瘻・膀胱瘻造設キット
　穿刺針，ガイドワイヤー，カテーテルがセットとなっている。ピッグテイル型，腎盂バルーン型がある（図5）。

表1 対象手術と手術機器

疾患 機器＼術式	尿路閉塞性疾患			尿路結石症			膀胱癌	前立腺肥大症		
	尿路造影	腎瘻	膀胱瘻	TUL	PNL	膀胱砕石術	TURBT	TURP	HoLEP	PVP
軟性膀胱鏡	○	×	×	○	×	×	×	×	×	×
硬性膀胱鏡	△	×	×	○	×	○	○	○	○	○
軟性尿管鏡	×	×	×	◎	×	×	×	×	×	×
硬性尿管鏡	×	×	×	◎	×	×	×	×	×	×
レーザー	×	×	×	○	○	○	×	×	○	PVP用
リソクラスト	×	×	×	○	△	△	×	×	×	×
尿管カテーテル	○	△	×	○	△	×	×	×	×	×
尿管ステント	○	△	×	○	○	×	×	×	×	×
ガイドワイヤー	○	○	○	○	○	△	×	×	×	×
TVビデオシステム	○	×	×	○	○	○	○	○	○	○
X線透視装置	○	○	△	×	×	×	×	×	×	×
バスケットカテーテル	×	×	×	○	○	×	×	×	×	×
腎瘻造設キット	△	◎	×	×	○	×	×	×	×	×
膀胱瘻造設キット	×	×	◎	×	×	×	×	×	×	×
超音波診断装置	△	◎	○	△	△	×	×	×	×	×
C-アーム	△	△	△	○	○	○	×	×	×	×
切除鏡	×	×	×	×	×	×	◎	◎	△	△
光源	○	×	×	○	○	○	○	○	○	○
ジェネレーター	×	×	×	×	×	×	○	○	△	△
モルセレーター	×	×	×	×	×	×	×	×	◎	×
カメラヘッド	△	×	×	○	○	○	○	○	○	○

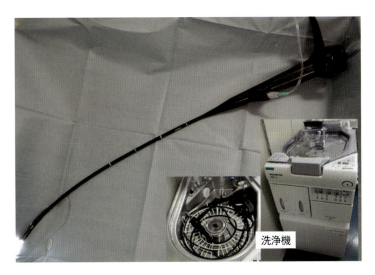

図1 軟性膀胱鏡

結石の手術

●硬性尿管鏡

経尿道的尿管結石破砕術（flexible transurethral lithotomy：TUL）には必須の内視鏡で，

図2 超音波診断装置

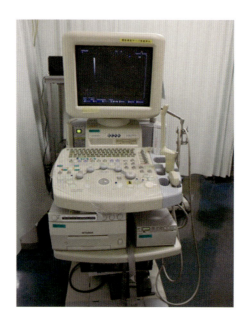

図3 透視装置・ポータブル透視装置
　　（Cアーム）
ⓐ 透視装置モニター
ⓑ Cアーム
ⓒ 透視装置
ⓓ プロテクター

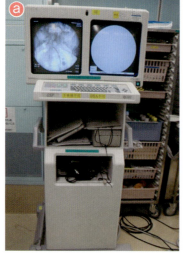
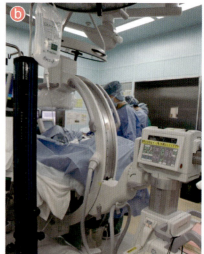
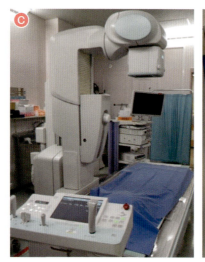
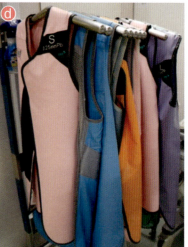

先端の外径，鉗子孔径，視野角について理解して用いる．硬性尿管鏡は硬く長いため，尿管へ挿入するときは十分注意する（図6a）．膀胱鏡と違いチャンネルも小さく，視野も狭いためブラインドでの操作は極力行わない．

図4 尿管カテーテル・尿管ステント・ガイドワイヤー
ⓐ尿管カテーテル
ⓑ尿管ステント
ⓒガイドワイヤー

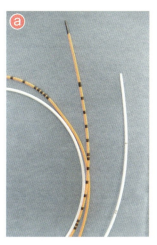
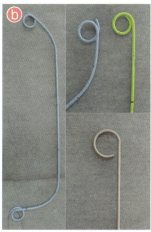
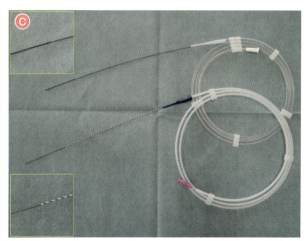

図5 腎瘻・膀胱瘻造設キット

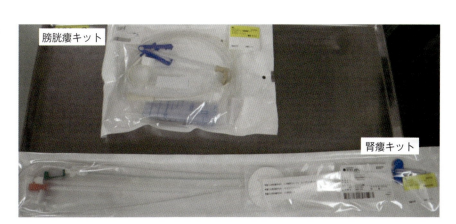

図6 尿管鏡
ⓐ硬性尿管鏡
ⓑ軟性尿管鏡（腎盂尿管ファイバースコープ）

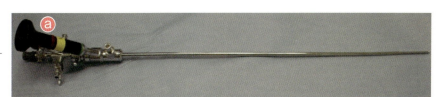
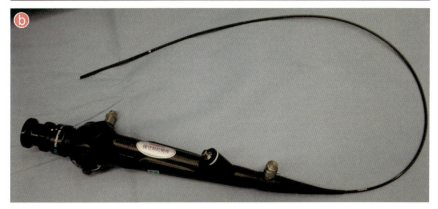

● 軟性尿管鏡
　腎盂内の操作ができる尿管鏡で屈曲ができることがメリットである。ファイバースコープと電子スコープがある。細径のものであれば，270°回転できる（図6b）。器械により回転半径や回転角度は異なる。またレーザーなどチャンネルから器械を挿入して用いる場合は，回転が制限されるためどの程度曲がるか確認しておく。

● レーザー
　ホルミウム・ヤグレーザー（Ho:YAG）が主に用いられる（図7）。強力な破砕効果をもち，軟性尿管鏡でも使用できる。レーザープローブの太さ，出力は術式によって異なる。本体が高価であるため経済性は低い。

● リソクラスト
　圧縮空気でプローブが動くことで結石を原始的に破砕する器械である。

● バスケットカテーテル
　TULで破砕した結石を摘出するための器械である。直径，形状，開いたときの大きさなど多岐にわたるため，用途，術者の嗜好などで選択する。

膀胱・前立腺の手術

● 硬性膀胱鏡
　主に麻酔下での膀胱尿道の観察，尿管ステント留置，経尿道的切除（transurethral resection；TUR）術などに用いられる。

● 切除鏡（レゼクトスコープ）
　膀胱，前立腺の腫瘍切除に用いられる。外筒，内筒，高周波レゼクト電極（切除ループ），光学視管でセットとなっている（図8）。

● カメラヘッド
　ファイバースコープ，硬性膀胱鏡に装着し，モニターに画像を映し出す（図9c）。

● TVビデオシステム
　内視鏡画面を映すモニターとビデオシステムから構成される。手術室で天吊り式の外部モニターを使用できる場合は自由に配置できる。外来や処置室ではタワーに組み込まれていることが多い（図9c）。

図7 ホルミウムレーザー

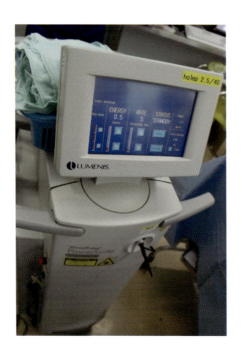

光源

軟性膀胱鏡では一体型となっているが，硬性膀胱鏡では必要である。ライトガイドケーブルは先端部が発熱するため，患者の皮膚熱傷には留意する（図9b）。Narrow band imaging（NBI）やPhotodynamic Diagnosis（PDD）などの光学診断技術があるが，専用光源システムが必要になる。

ジェネレーター

いわゆる電気メス本体，高周波焼灼電源装置である。非電解質溶液を用いたモノポーラタイプ，電解質溶液を用いたバイポーラタイプがある。高周波ケーブルの接続部が断線することがある。対極板の皮膚傷害に気を付ける。ペースメーカーを挿入している患者に対しては，業者に確認して調整が必要になる（図9a）。

モルセレーター

ホルミウムレーザー前立腺核出術（holmium laser enucleation of prostate；HoLEP）で用いる前立腺裁断装置である。

図8 切除鏡（レゼクトスコープ）

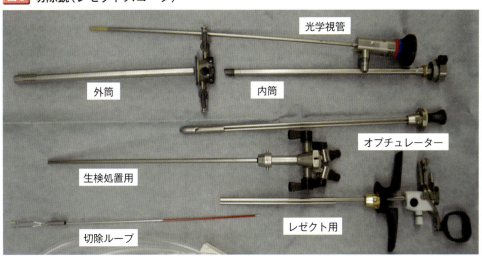

図9 カメラシステム，ジェネレーター，モニターなど
ⓐ ジェネレーター，フットスイッチ
ⓑ カメラシステム，光源
ⓒ モニター

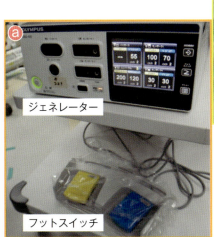
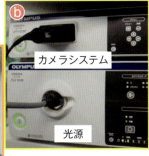
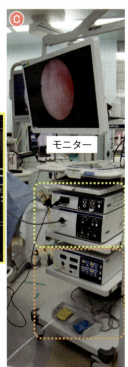

エンドウロロジーにおける術前準備

新たな術式を導入する際の準備

●新しい機器を導入する際の留意点

　新たな術式ならびに器材を導入する際には入念な準備が必要である。事前に手術部の麻酔科医，看護師および技師と打ち合わせをすることが望ましい。また，使用機材についての説明を業者より事前にしてもらう，手術現場に業者の立ち会いを求める，など器材についても安全性を担保する必要がある。高難度手術であれば自院の審査会での検討や外部より専門的な医師を招聘して行うことも躊躇しない姿勢が重要である。

●器材セットを組む

　安全な手術を行うためには，第一に機器の組み立て方と特性を知ることが重要である。いつも使う術式ではすでにセット化されていることも多いが，術式ごとにセットの内容を定期的に検討し，余計な物品をセットから外すなどの整理整頓を心がける。また，異なるメーカーの機器を組み合わせる際にはコネクターが合わないことも多い。新たな器材を使用する前には，事前に滅菌物品を一度開け使用できるか確認しておくことが望ましい。

手術の実際

術前

●術前処置

　手術当日は絶食，適宜浣腸を行う。慢性的な便秘がある場合は下剤を用いる。

●麻酔

　手術室で行うものは基本的に腰椎麻酔で行う。術後の疼痛の点からも腰椎麻酔が望ましいが，抗凝固薬内服中，腰椎麻酔困難，長時間になることが予想される症例などでは麻酔科の判断によって全身麻酔で行う。全身麻酔で用いる鎮痛薬は局所麻酔よりも効果は低いため，NSAIDsの坐薬などを併用し術直後の鎮痛には気を配る。経尿道的膀胱腫瘍切除術（transurethral resection of the bladder tumor；TURBT）で膀胱腫瘍の場所が尿管口外側から側壁にかけて存在する場合は，あらかじめ閉鎖神経ブロックを行う。

●体位

　麻酔が得られたら経尿道的手術では砕石位とする。途中で体位がずれることなどがないよう足台はしっかりとベッド柵に固定し，術後の神経麻痺や静脈塞栓症をきたさないよう，足台が膝や腓骨神経などを圧迫しないかどうか確認する。開脚困難な患者については高位砕石位を用いる。側臥位や背臥位，Valdevia体位については該当の項に譲る。

●器材準備

　エンドウロロジーでは予定通り終わることもあれば，セットされている以外の機器を利用する可能性もある。どの順番に手術機器を使用するかをシミュレーションし，スムーズな機器の入れ替えと器材の使用ができるようにする。特に機器を動かす際にコードなどに留意する必要がある（図10）。

手術中

　消毒し覆布をかけ，コード・内視鏡類をセッティングする。レゼクトスコープの脱着でコードが絡まないように自分の型を定めておくとよい。術者の姿勢が安定して清潔野を汚染することなく操作ができる位置にベッドと椅子を配置し，手術中の排水で手術室の床を水浸しにすることがないようにドレープやドレーンの配置にも気を配る。機器の損傷，ガ

イドワイヤーなどの清潔物品を不潔にしないなど機器の取り扱いに留意する（図11）。

術後

処置，切除が終了したら止血を確認する。腫瘍や凝血塊片，結石が残っていないことを確認して16Frないし18Frのフォーリーカテーテルを留置する。

不安があれば再度内視鏡を挿入して止血を確認する。頸部や前立腺部からの静脈性出血である場合は，灌流できる3wayのフォーリーカテーテルを挿入してもよい。ただし内腔は2wayよりも細いので使用には注意が必要である。尿道留置カテーテルは手術侵襲に応じて1～3日後に抜去する。

図10 器材準備

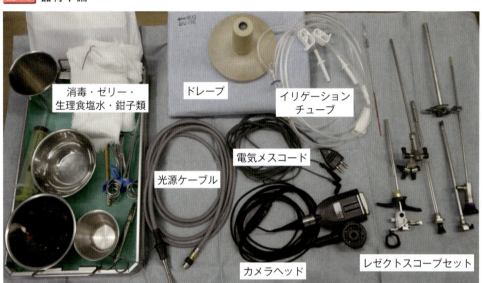

図11 手術中の各機器のセッティング

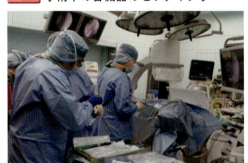
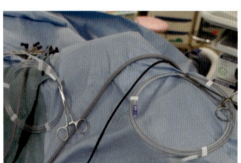
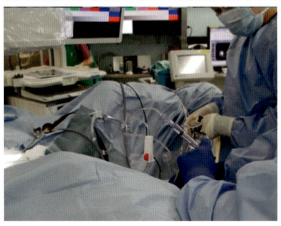
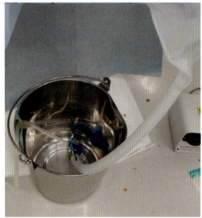

エンドウロロジーにおける合併症

各合併症別にどのような点に留意すべきか，するべきこと DO としてはいけないこと DO NOT に分けて概説する。

尿道損傷

尿道損傷は無理な器械挿入で尿道が裂ける。振子部では尿道腹側，尿道球部では前立腺背側へ損傷することが多いため，常に陰茎海綿体側（腹側）を意識する。

DO 挿入時に抵抗を感じたら尿道切開やブジーで拡張を行う。

DO NOT 多少きつくてもねじ込んで挿入してはならない。

膀胱穿孔

TURBTでは切除が深かった場合，閉鎖神経反射が起きた場合，経尿道的前立腺切除術（transurethral resection of prostate；TURP）では膀胱頸部の切除の際に膀胱壁を穿孔することがある。深層切除中に黄色でキラキラした脂肪組織が透見されることがあるが，そのまま灌流液を入れすぎて手術を継続すると，膀胱が拡張することで膀胱壁の薄い部分が裂けて穿孔する。また，HoLEPでのモルセレーションでも膀胱壁を嚙んで穿孔を引き起こすことがある。

膀胱穿孔した場合は，手術を中止して後日再手術を予定することが望ましい。膀胱癌では穿孔部位からの後腹膜・腹腔内播種が生じうる。通常は再手術せず長めに5～7日間のカテーテル留置で自然閉鎖するが，腹膜刺激症状が出る場合や腹腔内への溢流が大量であるときは，下腹部切開での開腹による洗浄ドレナージや穿孔箇所の修復が必要になる。

DO 側壁腫瘍の場合は閉鎖神経ブロックを行う。

DO NOT 穿孔の可能性があれば手術を継続してはならない。

尿管損傷

尿管壁は膀胱壁に比べて圧倒的に薄く伸展性もあまりない。尿管鏡挿入時には膀胱尿管移行部や下部尿管で牽引による尿管損傷が生じる。またガイドワイヤー，カテーテル挿入時，レーザー使用時などにも尿管損傷が生じることがある。危険を伴うため，内視鏡や透視装置を用いるようにし，ブラインド操作はしない。

DO 尿管操作は内視鏡や透視で方向をみながら愛護的操作を行う。

DO NOT 熟練した後もブラインド操作をしてはならない。

他臓器損傷

尿路以外の損傷をきたすことはまれだが，上部尿路手術では胸膜，結腸，肝・膵・脾，下部尿路手術では小腸，S状結腸，腟に配慮が必要である。腎瘻穿刺では上記臓器の誤穿刺，TURBTでは三角部や後三角部で膀胱腟瘻となったり，後壁や頂部では腸管熱傷となったり，ハッチの憩室のような尿管に接している大きな膀胱憩室に対して凝固した場合，熱が周囲に伝わり尿管狭窄になったりする可能性がある。

DO 対象臓器の厚みと背後にある臓器に気を配る。出血点をピンポイントで凝固止血する。

DO NOT やみくもに凝固してはならない。

術後出血

　腎瘻では弓状動脈の損傷，膀胱穿刺やTUR後の膀胱動脈など，尿路はどこでも出血しうる。膀胱では術中には止血されていても血圧上昇や体動，カテーテルの接触，術後疼痛によるいきみ，カテーテル閉塞に伴う膀胱過伸展でも出血は生じる。また，バイポーラシステムの場合は，電流の流れの特性で止血が不十分になることがある。

　術後は鎮痛やカテーテルからの尿流出には注意を払う。もし凝血塊が生じた場合は，20～22Frのファイコン®カテーテルなどに入れ替え膀胱洗浄で凝血塊を除去し，3wayカテーテルを挿入し持続灌流を行う。多くの場合は上記処置で止血されるが，大量の凝血塊となっていた場合や洗浄中に生理食塩水を入れて引いたらすぐに赤くなってくる場合，カテーテル閉塞を数回繰り返す場合など，動脈性出血が疑われるときは麻酔下での再止血を試みる。

DO 各手順での止血を確実に行う。バイポーラは止血力が弱いため，より丁寧な止血を心がける

DO NOT 出血が自然に止まるのを期待して手術を終了してはならない。

結語

　エンドウロロジーを安全に施行するには，機器の使用方法の習熟と愛護的で確実な操作が求められる。各手術法別の留意点を熟知し，手技を磨き続けていただきたい。

Ⅱ エンドウロロジーにおける トラブルシューティング

エンドウロロジーにおけるトラブルシューティング

徳島大学大学院医歯薬学研究部泌尿器科学分野助教　布川朋也
徳島大学大学院医歯薬学研究部泌尿器科学分野教授　金山博臣

　尿路内視鏡手術は，機器の進歩に伴い術式の数および件数ともに増えており，泌尿器科医が術中および術後にさまざまなトラブルに直面することも増えていると思われる。
　本項では，尿路内視鏡手術時に生じるトラブルに対する対処法について，筆者が実際に経験あるいは見聞した範囲で述べる。

尿道損傷／尿道狭窄

　尿路内視鏡手術の際に生じた尿道損傷については，基本的にはカテーテル留置で対応が可能である。偽尿道を形成している場合にはガイドワイヤーを使用し，確実に膀胱内へカテーテルを留置する必要がある。尿道損傷は後の尿道狭窄の原因となりうる。
　尿道狭窄の発生には，長期間のカテーテル留置や経尿道的手術時における尿道の圧迫などに伴う虚血が関与している。虚血により尿道の線維化が起こり内腔の狭小化が起こる。経尿道的手術で術後の尿道狭窄発症の頻度が最も高いのは，経尿道的前立腺切除術（transurethral resection of prostate；TURP）である。この原因として，比較的大きな口径の内視鏡を使用すること，また切除の際に前後の動きが大きく，不適切な潤滑油の使用に伴い過度の摩擦が生じる可能性が示唆されている[1]。尿道狭窄に対する対応は狭窄長，狭窄部位などにより異なる。高度な狭窄については，尿道形成術の適応となる。球部尿道で狭窄長が短いものは，内尿道切開術や尿道バルーン拡張術なども選択される。それぞれの適応・手技については本項での記載の範疇を超えるものであり，別書を参照していただきたい。

前立腺被膜穿孔

　前立腺肥大症に対する内視鏡手術に伴う前立腺被膜穿孔は，カテーテルを留置しドレナージすることで治癒しうる。後腹膜腔への流出が多く，下腹部の膨満を認める場合には，恥骨上ドレナージの留置を考慮する。カテーテル留置により，1週間程度で穿孔部は閉鎖する。TURP後のカテーテル挿入では，膀胱頸部6時の位置が迫り上り，挿入の際に抵抗を感じることがある。この状況でそのままカテーテルを挿入すると，カテーテルが膀胱背側へと滑り込むことがある。膀胱背側にカテーテルが留置されていても洗浄が可能な場合があり，注意が必要である（図1）。通常はスタイレットなどを使用し尿道腹側に沿わせてカテーテルを挿入するが，穿孔を認める場合には，内視鏡下にガイドワイヤーなどを用いカテーテルを留置するほうがよい。

膀胱穿孔

　膀胱穿孔は，経尿道的膀胱手術や前立腺手術における前立腺組織の細切などの際に生じることがある。後腹膜腔への灌流液の流出がみられた場合でも，ほとんどの症例で尿道カテーテル留置により治癒が期待できる。後腹膜腔への灌流液の流出量が多い場合には，後

腹膜腔へのドレーン留置を考慮する。

穿孔の大きさによりカテーテル留置期間は異なるが，ほとんどの穿孔は，術後7〜10日程度のカテーテル留置により閉鎖する。カテーテル抜去前には，膀胱造影検査にて膀胱外への溢流がないことを確認する。

脊髄硬膜外麻酔下で患者が腹痛などの症状を訴える場合には，腹腔穿孔やそれに伴う腸管損傷の可能性を考える。腹腔内との交通が認められる場合には，膀胱内へのカテーテル留置だけでは尿流出を止めることはできず，開腹術による膀胱損傷部および腹膜の修復を必要とする。この際には，腸管などの損傷がないことを十分に確認する必要がある（図2）。

図1 前立腺被膜穿孔（膀胱背側へのカテーテル誤留置）
経尿道的前立腺手術後のカテーテル留置の際には，スタイレットやガイドワイヤーを使用する。

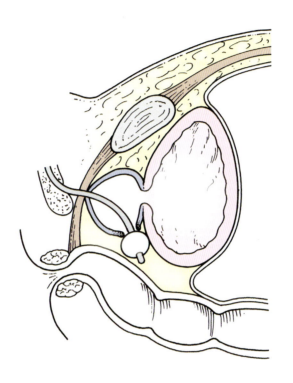

図2 膀胱穿孔
後腹膜腔尿流出についてはバルーンカテーテル留置と恥骨上ドレナージで対応する。腹膜穿孔まで伴う場合には開腹術による修復が必要となる。

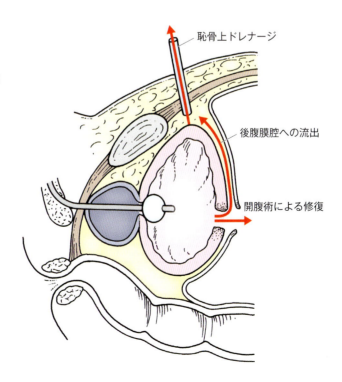

尿管損傷

　損傷を起こさないための注意点については，本書の別項を参考にしていただきたい。尿管粘膜の損傷のみであれば手術継続は可能であるが，出血などにより視野の確保が困難な場合には，無理をせずに尿管ステントを留置し手術を終了する。尿管の広範な裂傷を認める場合には，直ちに手術を終了する。アクセスシースを挿入している場合には，尿管を観察しながら損傷部の拡大をきたさないように慎重にこれを抜去する。筆者は，経尿道的尿管砕石術（transurethral ureterolithotripsy；TUL）の際にはsafetyガイドを挿入しており，これを用いて尿管ステントを留置する。尿管ステントは2週間以上留置する。

嵌頓結石

　尿管内で結石が嵌頓している場合には，結石介在部の尿管粘膜に浮腫状変化を伴うことが多い。さらに，尿管の閉塞に伴い結石介在部やその近位側の尿管の屈曲・蛇行をしばしば認め，結石の破砕をより難しくしている場合も多い。

　嵌頓結石に対しては，術前の画像検査などを参考に尿管の走行をイメージしたうえで視認できる結石を破砕していく。破砕は尿管粘膜に接している結石にはこだわらず，まずは視認できる結石の中央部の破砕を進め，結石を貫通し尿管閉塞の解除を目指すことになる（図3）。尿管の閉塞が解除されれば，ガイドワイヤーを挿入しsafetyガイドとして使用

図3 嵌頓結石
ⓐ 視認できる結石の中心部を破砕する。
ⓑ 尿管鏡を進めることができるスペースを作成しつつ貫通を目指す。
ⓒ 横からの図
ⓓ safetyガイドを留置し周囲の結石の破砕を行う。

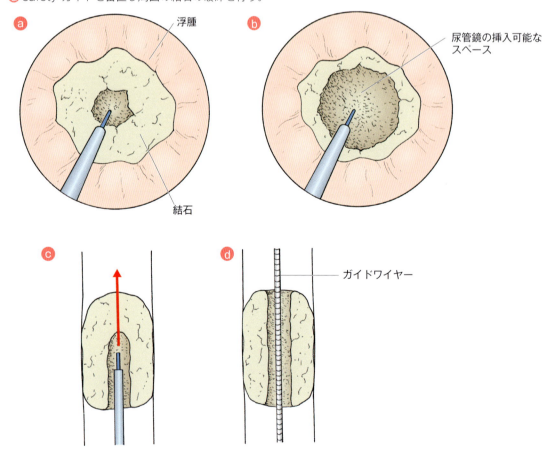

することができる．また，尿管の閉塞解除やガイドワイヤー留置により尿管の屈曲・蛇行が解除されることで，以後の内視鏡操作が容易になることもある．

嵌頓結石に対するTULでは尿管損傷のリスクが高い．特に，中部尿管における嵌頓結石や尿管の蛇行が高度である場合には，破砕の進行方向を誤りやすく注意が必要である．いずれにしても，嵌頓結石症例では無理な結石破砕の継続は避けるべきであり，問題があれば破砕の途中であっても尿管ステントを留置し手術を終了することを常に頭に入れておくことが重要である．

ガイドワイヤーによる穿孔

嵌頓結石などの症例では病変部の尿管は非常に脆弱となっており，無理な挿入を行っていなくてもガイドワイヤーが尿管管腔外へと進んでしまうことがある（図4）．このようなときにガイドワイヤー操作のみで対処しようとすると，損傷部の拡大をきたし，より困難な状況に陥ることがある．結石を直接観察できる場合には，破砕により尿管内にスペースをつくり，ガイドワイヤーを直視下に入れ直し，終了時には尿管ステントを留置する．高度の狭窄や尿管の蛇行が強く病変部の十分な観察が困難な場合には，経皮的腎瘻を造設し，後日改めて病変に対する処置を行うことも考慮する．

尿管粘膜下結石

体外衝撃波結石破砕術（extracorporeal shock wave lithotripsy；ESWL）後や嵌頓結石の術後などに，まれに残存した結石が尿管の粘膜下に埋没していることがある．粘膜下結石が視認できる場合には，凝固モードの低出力高周波レーザーで埋没部の尿管粘膜を切開する．この際には，できる限り結石を破砕しないよう心がける．粘膜をレーザーで切開後，内視鏡操作で埋没している部位から結石を押し出すようにしながら，結石と尿管の境界部を切開することで回収が可能となる（図5）．

図4 カテーテル穿孔

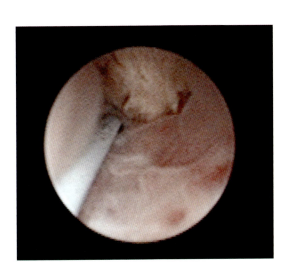

図5 粘膜下結石
ⓐ 尿管粘膜を切開し結石を露出する。
ⓑ 尿管鏡操作で結石を尿管壁から押し出すようにしながら，境界部をレーザーを用いて剥離する。

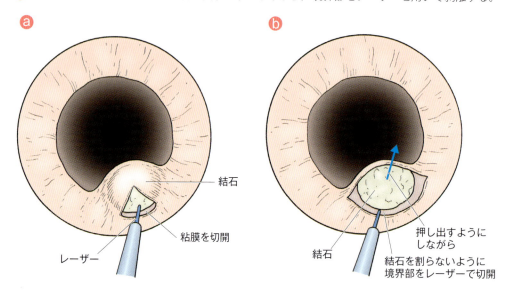

尿管ステント関連トラブル

尿管ステント迷入

　尿管内へのステント迷入に対しては，透視下にFogarty catheterなどを用いて抜去する方法と尿管鏡を用い直視下に抜去する方法がある。ただ，前者は尿管損傷の危険があり，直視下にステントを確認し，尿管鏡用鉗子を用いて抜去する方法が一般的である（図）。再留置を要する症例では，尿管の長さに応じて留置するステントの長さを再度検討する必要がある。

尿管カテーテル（ステント）挿入困難

　尿管へのカテーテルの留置は泌尿器科医にとって必須の手技であり，それぞれの医師が，経験に基づいたノウハウをもっていると思われる。ここでは，筆者の経験と一般的に認知されているコツについて述べる。

　尿管へのカテーテル挿入およびステント留置困難となる病態としては，高度の尿管狭窄や尿管の蛇行などにより推進力（トルク）がガイドワイヤーなどに伝わらない場合などが挙げられる。このような場合には，ストレート型ガイドワイヤーでは前述のような尿管穿孔をきたす可能性があり，アングル型を使用すべきである。ガイドワイヤーが進まない場合には，逆行性に腎盂尿管造影を行い尿管の走行を確認する。通過できない部位の遠位部まで尿管カテーテルを進めることで，尿管が直線化しガイドワイヤーにトルクがかかるようになり通過しやすくなることがある。

　尿管カテーテルを留置してもガイドワイヤーにトルクがかからず操作が難しいときには，手元のガイドワイヤーをペアン鉗子で把持するとコントロールしやすくなる。また，逆行性造影で狭窄部が描出されているときは，狭窄部まで尿管カテーテルの先を進めてからガイドワイヤーの挿入を試みるとよいこともある。

　ガイドワイヤーおよび尿管カテーテルが通過しても尿管ステントが通過しない場合には，ガイドワイヤーを腎盂内まで十分に挿入し，小刻みに尿管ステントを押し込むことが有効な場合もある。この際には，キンク耐性の高いガイドワイヤーや側孔のない尿管ステ

ントを使用すると挿入しやすくなる。

尿管ステント抜去困難

　尿管ステント抜去困難の原因としては，近位端での結び目（knot）の形成や石灰化が挙げられる。knot形成はまれであるが，マルチレングス型の尿管ステントで形成されやすいと報告されている[2]。

　石灰化の危険因子は，尿路結石の既往，長期留置，代謝性疾患，尿路感染，妊娠，化学療法などが挙げられる。尿管ステントの石灰化は，尿路感染症や腎機能の低下など重篤な合併症の発症に至る可能性があり対処が必要となる。

　対処法は，腎盂腎炎や敗血症などの重篤な感染症の有無により異なる。重篤な感染症を伴う場合には，ドレナージを行うために腎瘻造設やダブルステンティングを行い，感染症に対する治療を優先する。

　活動性の感染を伴わない場合には，抜去を試みることになる。通常の牽引による抜去が困難な場合には，knot形成の有無や石灰化の状態を把握するために画像検査による評価が必要となる。knot形成および石灰化の有無については，単純X写真でも評価可能なことも多いが，その程度を正確に把握し病態に応じた適切な対処を行うためには，単純CTをとることが推奨される。

　knot形成については，経過観察により解除されることがあると報告されている[2]。また，ガイドワイヤーを使用することで抜去可能となることもあり，まず試みてよい対処法であると考える。

　石灰化を認める症例では，石灰化の部位および範囲により対応が異なる。石灰化が狭い範囲に限局している場合には，ESWLによる破砕が試みられることがある。ESWLは，尿管ステントの遠位端を軽く牽引しながら行う。

　尿管鏡手術は，尿管および腎盂内すべての部位の石灰化を伴うステントが対象となりうる。特に，石灰化が複数箇所に認められる場合には，尿管鏡を用いた破砕を考慮する。尿管ステントに石灰化を伴う場合でも，尿管鏡の挿入は可能であることが多い。破砕の方法については，TULと同様である。石灰化した尿管ステントのために視野が確保できない場合には，ステント自体をホルミウムレーザーで細片化し回収することもできる[3]。尿管鏡の通過が困難な場合や腎内に大きな石灰化を形成しているときには，経皮的腎砕石術（percutaneous nephrolithotripsy；PNL）が選択肢となる。内視鏡的な手術による摘出が困難な場合には，観血的な治療も考慮する。

　尿管ステントの石灰化は留置期間と関連があり，術後に再留置が必要な症例では，次の尿管ステント交換までの期間を短くすることを考慮する。

　尿路内視鏡手術におけるさまざまなトラブルについて述べてきたが，最大のトラブルシューティングはトラブルを起こさないように，基本に忠実に，細心の注意を払い手術を行うことである。ことのことを肝に銘じて安全に手術を施行していただきたい。

文献

1) Michielsen DP, Coomans D: Urethral strictures and bipolar transurethral resection in saline of the prostate: fact or fiction? Journal of Endourology 2010; 24: 1333-7.
2) 田岡利宜也，ほか：マルチレングス尿管ステントにおける抜去困難例の検討．Japanese Journal of Endourology 2013; 26: 126-30.
3) Thomas A, Cloutier J, et al: Prospective analysis of a complete retrograde ureteroscopic technique with holmium laser stent cutting for management of encrusted ureteral stents. Journal of Endourology 2017; 31: 476-81.

III 結石の手術

III 結石の手術
TUL

杏林大学医学部泌尿器科講師　多武保光宏
杏林大学医学部泌尿器科助教　鮫島未央
杏林大学名誉教授　奴田原紀久雄

適応，禁忌

　経尿道的尿管砕石術（transurethral ureterolithotripsy；TUL）は尿管結石および20mm未満の腎結石が適応となる[1]。TULでは硬性尿管鏡あるいは軟性尿管鏡を使用し，一般に硬性鏡TUL（rigid TUL；r-TUL）は下部および一部の中部尿管結石，軟性鏡TUL（flexible TUL；f-TUL）は腎結石および上部尿管結石，一部の中部尿管結石が対象となるが，それぞれの尿管鏡を柔軟に使い分けることが大切である。最近では，20mm以上の腎結石に対してもf-TULを行うこともあるが，熟練した技術が必要で複数回の治療を必要とすることも多い[2]。

　TULの禁忌には未治療の尿路感染症があること，解剖学的異常や尿路変向術後など逆行性操作が不能であること，などがある。抗血栓薬を中断できない患者においては原則体外衝撃波結石破砕術（extracorporeal shock wave lithotripsy；ESWL）や経皮的腎砕石術（percutaneous nephrolithotripsy；PNL）は禁忌とされているので，TULでの治療を検討する[3]。

術前検査，術前準備

　術前に単純CT（場合によって静脈性腎盂造影やCT urography）による結石および上部尿路の評価を行う。術前に尿路感染症の有無を確認し，尿路感染症が存在していれば，尿培養における感受性試験の結果に基づいた抗菌薬治療を行う。予防的抗菌薬投与は，手術開始60分以内に投与する[3]。

麻酔，体位

　麻酔は全身麻酔や脊椎麻酔，硬膜外麻酔のいずれでも可能であるが，われわれの施設ではほとんどの症例で全身麻酔を行っている。

　麻酔導入後に患者を砕石位として，モニターや砕石装置，X線透視装置，使用機器の準備を行う。

手術のアウトライン

r-TUL
1. ガイドワイヤーの挿入
2. 硬性尿管鏡の挿入
3. 砕石および抽石
4. 尿管ステントの留置

f-TUL
1. ガイドワイヤーの挿入
2. 硬性尿管鏡や逆行性腎盂尿管造影による尿管の観察
3. 尿管アクセスシースの挿入
4. 軟性尿管鏡の挿入
5. 軟性尿管鏡の操作
6. レーザーによる砕石
7. 砕石片の抽石
8. 尿管アクセスシースの抜去
9. 尿管ステントの留置

手術手技

r-TUL

1 ガイドワイヤーの挿入

　硬性膀胱鏡で尿管口を観察し，患側尿管にガイドワイヤーを透視下で挿入する．ガイドワイヤーの種類は，通常先端部の柔軟性とシャフト部のコシがあるニチノール性ガイドワイヤーを使用しているが，結石を通過しにくい場合や尿管が屈曲している場合はラジフォーカス®ガイドワイヤーを使用することもある．無理に透視下でガイドワイヤーを挿入すると，一見結石を通過しているように見えても，実はガイドワイヤー自体で尿管壁を損傷してしまうことがある（図1）．

図1 ガイドワイヤーによる尿管壁の損傷
ⓐ ガイドワイヤーによる尿管壁の穿孔
ⓑ 尿管壁の貫通

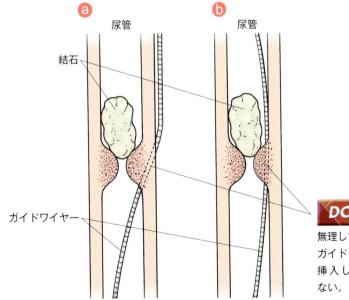

DO NOT
無理して透視下でガイドワイヤーを挿入してはいけない．

Advanced Technique

透視下でガイドワイヤーを挿入できない場合は結石部まで硬性尿管鏡を挿入し，直視下でガイドワイヤーが結石の脇を通過するかどうか確かめる。ガイドワイヤーが通過しない場合はまず結石中央から砕石し，セイフティガイドワイヤーの挿入を試みる。

2 硬性尿管鏡の挿入

尿管口が大きく拡がっているような形状の場合は，直接法にて硬性尿管鏡を挿入する。挿入方法は，まず硬性尿管鏡を立てて，先端部を尿管口の壁に引っかけて，セイフティガイドワイヤーを内視鏡視野の下方で見ながら，少しずつ内視鏡を倒して挿入する（おじぎ法）（図2a①）。先端部が尿管口の壁にうまく引っかからない場合は，硬性尿管鏡を90〜180°回転してガイドワイヤーを視認しながら進んでいく（回転法）（図2a②）。壁内尿管を越えると尿管内腔が見えてくるので，内腔を視野の中央で視認しながら少しずつ進んでいく。

直接法で尿管鏡が挿入できない場合はワーキングガイドワイヤーを尿管鏡内に挿入し，ガイドワイヤー下での挿入を行う。セイフティガイドワイヤーを内視鏡で持ち上げてワーキングガイドワイヤーを尿管へ挿入すると，ワーキングガイドワイヤーとセイフティガイドワイヤーで尿管口が拡がるので挿入しやすくなる（図2b）。

Advanced Technique

尿管口に挿入して下部尿管を進むコツは，尿管の走行を三次元的にイメージして（図3），内視鏡の先端をどちらかと言えば画面の上方（0時方向）に向かって進んでいくと進みやすくなる（図4）。

図2 硬性尿管鏡の挿入
ⓐ①：おじぎ法，②：回転法
ⓑワーキングガイドワイヤー下での挿入

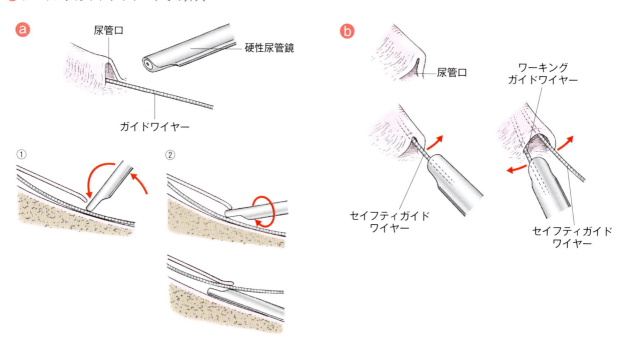

図3 尿管の走行（CT urography）
三次元で尿管の走行をイメージする。

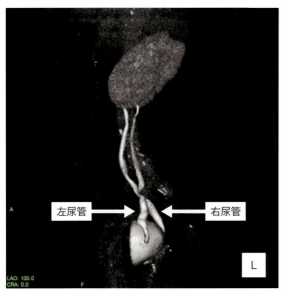
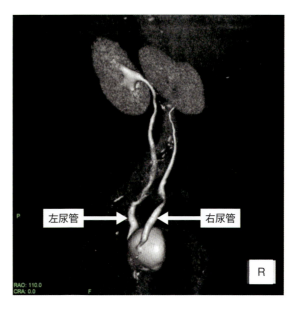

図4 硬性尿管鏡の進め方
尿管内腔を視野の中央に視認しながら少しずつ進める。

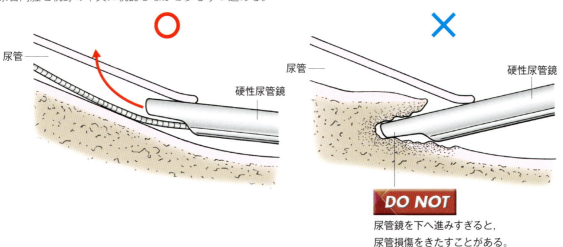

尿管鏡を下へ進みすぎると，尿管損傷をきたすことがある。

3 砕石および抽石

　結石部まで尿管鏡を挿入したら，ホルミウム・ヤグ（Ho:YAG）レーザーあるいはリソクラストで砕石するが，最近はほとんどの症例でHo:YAGレーザーを使用している。レーザーによる砕石方法は次の"f-TUL"で紹介する。リソクラストで砕石するときは結石手前から砕石すると結石がプッシュアップしてしまうので，結石を押さえつけるように砕石することが大切である（図5）。硬性尿管鏡での砕石片の抽石器具は，術者の好みで三爪形状のトライセップやバスケットカテーテルを使用している。

4 尿管ステントの留置

　尿管浮腫や尿管狭窄を認めない症例，術中に尿管損傷を認めていない症例などは，術後尿管ステント留置は必ずしも必要ではない[1]。尿管ステントを留置する場合は，術中の尿管鏡所見によって留置期間を検討している[4]（表1）。

図5 リソクラストによる砕石

結石を押さえつけるように砕石する。

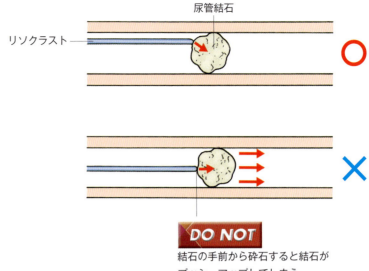

結石の手前から砕石すると結石がプッシュアップしてしまう。

表1 尿管鏡所見による術後尿管ステントの留置期間

グレード	尿管鏡の所見	尿管ステント留置期間の目安
Grade 0	なし	0～2日間
Grade 1	粘膜病変/粘膜浮腫/血腫	2～7日間
Grade 2	粘膜下病変	10～14日間
Grade 3	穿孔(50％以下の部分断裂)	4週間
Grade 4	50％以上の部分断裂	6～8週間
Grade 5	完全断裂	開創手術

f-TUL

1 ガイドワイヤーの挿入

"r-TUL"と同様であるが，f-TULの場合は通常尿管アクセスシースを挿入するので，ガイドワイヤーの先端は腎盂および腎杯内まで挿入する。

2 硬性尿管鏡や逆行性腎盂尿管造影による尿管の観察

硬性尿管鏡で，尿管狭窄や尿管アクセスシースを挿入する部位に結石がないことを確認する（図6）。硬性尿管鏡での観察が難しければ，逆行性腎盂尿管造影で代用することもある。

3 尿管アクセスシースの挿入

尿管アクセスシースは軟性尿管鏡の出し入れに有用で，灌流液の排液により腎盂内圧の上昇を予防できるので，f-TULにおいてほぼ全例で尿管アクセスシースを挿入している。

尿管アクセスシースの"太さ"は前項の尿管の観察所見によって決定し，"長さ"は主に性別と結石の位置によって選定している（表2）。われわれの施設では主に外径14Frないし12Frを使用し，外径12Fr未満は灌流効率が悪くなるので推奨されない[5]。アクセスシースの挿入は必ず透視下で行い，挿入に抵抗が強い場合は無理して挿入してはいけない

図6 尿管の観察と尿管アクセスシースの挿入
尿管狭窄がないことや尿管アクセスシースを挿入する部位に結石がないことを確認し，透視下で尿管アクセスシースを挿入する。

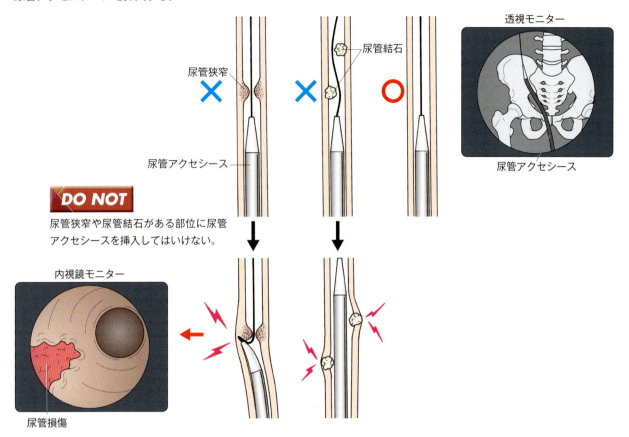

表2 尿管アクセスシースの種類
ⓐ 太さ：尿管の観察所見によって選定する。

尿管の観察所見	尿管アクセスシースの種類
尿管鏡挿入に抵抗なし（尿管造影で狭窄なし）	外径14Fr
尿管鏡挿入にやや抵抗あり（尿管造影でやや狭窄あり）	外径12Fr
尿管鏡挿入に強い抵抗あり，挿入不可（尿管造影で狭窄あり）	尿管ステント留置で終了

ⓑ 長さ：主に性別と結石の位置によって選定する。

性別と結石位置	尿管アクセスシースの種類
男性 腎盂尿管移行部まで挿入	45〜46cm
男性 上部尿管まで挿入	35〜36cm
女性	36cm以下

（図6）。尿管アクセスシースによる合併症は決してまれなことではなく，Traxerらは外径14Fr尿管アクセスシースで約46％に尿管損傷を認めたことを報告している[6]。挿入に抵抗が強い場合は，ダイレーターで尿管を拡張したり尿管ステントを留置して，いったん手術を中止することも検討する。

4 軟性尿管鏡の挿入

尿管アクセスシース内に軟性尿管鏡を挿入し，視野の中央に尿管内腔を視認しながら進めていく。

Advanced Technique

尿管鏡を進める際に，一緒に尿管アクセスシースが押されて尿管がたわんでしまうと，尿管内腔を視認できないことがある。内視鏡の視野が悪いときはまず内視鏡を引くことが大切であるが，内視鏡を持っていない手（右手で内視鏡を持つ場合は左手）でアクセスシースを少し引きながら尿管鏡を進めると，尿管のたわみを防止でき尿管内腔を視認できる（図7）。

5 軟性尿管鏡の操作

軟性尿管鏡の基本操作は進退と屈曲，回転操作であるが，そのなかで回転操作は慣れが必要な手技であり，腎内では腎臓の軸に合わせて尿管鏡を回転することが大切である。右手で尿管鏡を保持する場合は右腎では右手の回外運動，左腎では回内運動が主体となる（図8）。

Advanced Technique

尿管鏡のシャフトを折り曲げてしまうと尿管鏡の先端にトルクをうまく伝達できないので，内視鏡の先端にトルクを伝達させるためにはシャフトを直線化し，アクセスシースの軸に合わせて内視鏡操作部を回転させる（図9）。

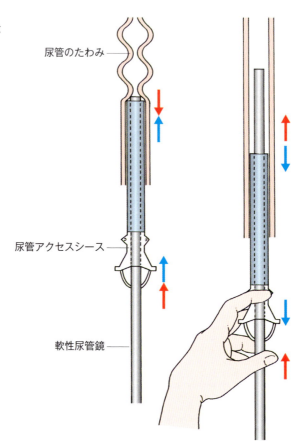

図7 軟性尿管鏡の挿入
尿管アクセスシースが押されて尿管がたわまないように軟性尿管鏡を挿入する。

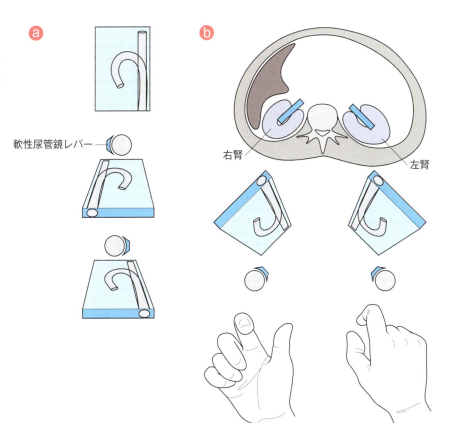

図8 軟性尿管鏡の軸と回転
ⓐ 軟性尿管鏡の軸のイメージ
ⓑ 軟性尿管鏡の回転：腎臓の軸を合わせて尿管鏡を回転する。

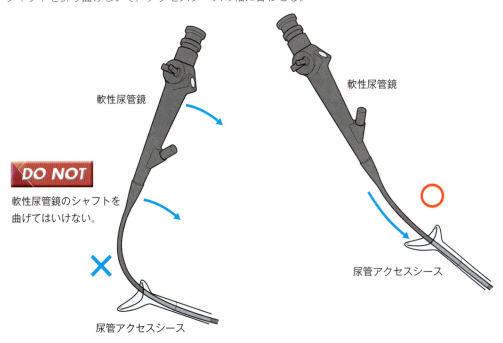

図9 軟性尿管鏡シャフトの直線化
シャフトを折り曲げないで，アクセスシースの軸に合わせる。

6 レーザーによる砕石

　現在は，f-TULにおける砕石はHo:YAGレーザーで行っている。レーザーファイバーは腎盂内で尿管鏡を直線化，あるいはアクセスシース内に尿管鏡を納めた状態で挿入し，ファイバー先端が内視鏡視野の1/4くらい見えるまで挿入する[7]（図10）。
　砕石方法は，ドリルのように掘りながら割ってブロック状に砕石して抽石する方法（fragmenting）や，レーザーファイバーを結石表面で動かして抽石が不要な程度（約2mm

図10 レーザーファイバーの挿入

軟性尿管鏡を尿管アクセスシースに納めてからレーザーファイバーを挿入し，レーザーファイバーの先端が視野の1/4程度見えるまで進める。

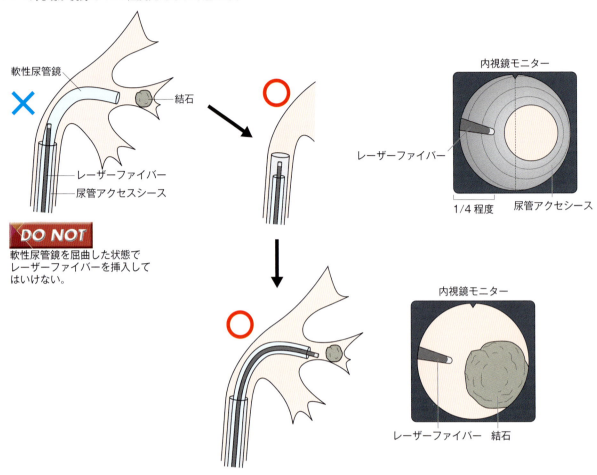

以下）まで砂状に砕石する方法（dusting）などがある。一般に，硬い結石にはfragmentingが適し，柔らかい結石にはdustingが適しているが，結石自体が一様な硬さではないことが多いので，砕石しながらそれぞれの方法を臨機応変に使い分けることが大切である。また，腎杯内に小結石を多数認めている場合は，結石を舞い上がらせながら砕石するpopcorn効果による方法もある[8]（**図11**）。

レーザー出力の設定は低出力（通常energy 0.5 J，rate 5 Hz）から開始し，fragmentingの場合はrateを上げずに（3〜5 Hz），energyを上げて（1.0〜2.0 J），dustingの場合はenergyを上げずに（0.2〜0.5 J），rateを上げる（10〜20 Hz）。なおpopcorn効果を利用する場合はenergyを上げて（1.0 J），rateも上げる（10〜20 Hz）。

7 砕石片の抽石

先端にチップのないチップレスニチノール性バスケットカテーテルを使用して抽石する。バスケットカテーテルは3本ないし4本のワイヤーにより楕円形や三角形のものがある。基本的に術者の好みでそれぞれのバスケットカテーテルを使用するが，腎結石の場合は4本のワイヤーから構成される楕円形のものが使いやすい。

バスケットカテーテルによる抽石方法は，尿管結石の場合は結石の脇か上方でバスケットを開き，バスケットを引きながら結石をバスケット内に納める（**図12a**）。腎結石の場合は内視鏡を動かして，あるいは腎臓の呼吸性移動を利用してバスケットで結石をすくうように納める方法や，バスケットを腎杯に押し当ててバスケットのしなりを利用して結石を納める方法などがある（**図12b**）。

図11 レーザーによる砕石
ⓐ Fragmenting：ブロック状に砕石する。
ⓑ Dusting：砂状に砕石する。
ⓒ Popcorn効果：結石を舞い上がらせながら砕石する。

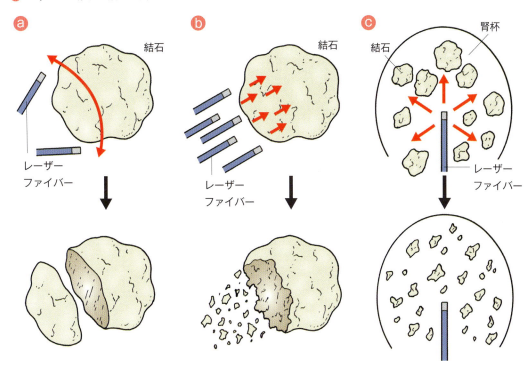

図12 バスケットカテーテルによる抽石
ⓐ 尿管結石：バスケットは結石の上方で開いて引きながら捕捉する。
ⓑ 腎結石：バスケットのしなりを利用して捕捉する。または，バスケットを移動して捕捉する。

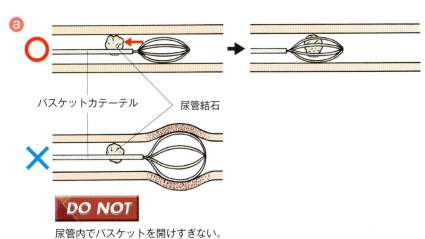

尿管内でバスケットを開けすぎない。

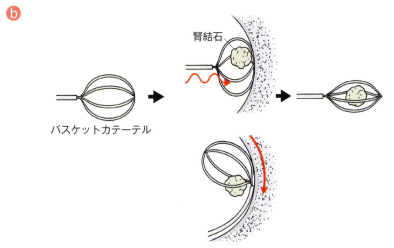

Advanced Technique

尿管結石を抽石するときはバスケットを最大限開けてしまうと尿管壁や結石部で引っ掛かることが多いので，バスケットは砕石片よりやや大きい程度に開けるのがコツである（図12a）。

抽石はアクセスシースを通過する大きさまでに十分に砕石してから行うべきだが，ときにアクセスシースを通過しない砕石片をバスケットで捕捉することがある。その際に，尿管内で結石を持ち直そうとしたり外そうとしたりせず，まずは腎内に結石を戻す。腎内に戻すと結石を持ち直したり外したりすることは容易であり，結石を持ち直すとアクセスシースを通過できることもある（図13）。

8 尿管アクセスシースの抜去

砕石と抽石が終了したら，尿管損傷や尿管内残石の有無を尿管鏡で確認しながら尿管アクセスシースを抜去する。

9 尿管ステントの留置

術後尿管ステントの留置は合併症のない症例では必須ではないとされているが[1]，われわれの施設ではf-TULのほぼ全例に尿管アクセスシースを挿入しているので，合併症のない症例でも短期間（1～2日間）留置している。ダブルJ尿管ステントの長さは尿管長によって決定し，膀胱内のループは正中を越えないようにする（図14）。

図13 腎内でのバスケットカテーテルの結石持ち直し
腎盂内で結石を持ち直すと抽石できることがある。

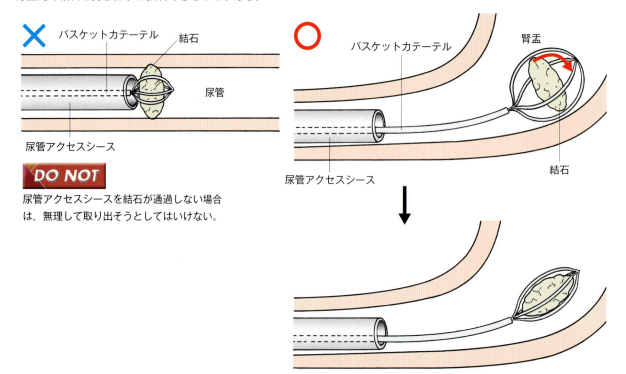

尿管アクセスシースを結石が通過しない場合は，無理して取り出そうとしてはいけない。

図14 尿管ステントの留置
ダブルJ尿管ステントの膀胱内ループは正中を越えないようにする。

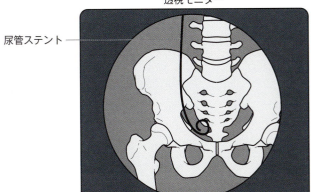

術後管理

　TULによる合併症は軽微なものが多いが，特に感染性合併症においては重篤なものもありうる[9]。ステロイド内服や再発性尿路感染症，糖尿病，術前尿培養陽性など感染性合併症の危険因子を有する場合，術中に合併症を認めた場合，手術時間が長時間かかった場合には術後数日間抗菌薬投与の延長を検討する。

文献

1) Assimos D, Krambeck A, et al: Surgical management of stones: American Urological Association/ Endourological Society guideline, part 2. J Urol 2016; 196: 1161-9.
2) Aboumarzouk OM, Monga M, et al: Flexible ureteroscopy and laser lithotripsy for stones >2cm: A systematic review and meta-analysis. J Endourol 2012; 26: 1257-63.
3) Assimos D, Krambeck A, et al: Surgical management of stones: American Urological Association/ Endourological Society guideline, part 1. J Urol 2016; 196: 1153-60.
4) Shoenthaler M, Wihelm K, et al: Postureteroscopic lesion scale: a new management modified organ injury scale- evaluation in 435 ureteroscopic patients. J Endourol 2012; 26: 1425-30.
5) Al-Qahtani SM, Traxer O, et al: Which ureteral access is compatible with your flexible uretero-scopes? J Endourol 2014; 28: 286-90.
6) Traxer O, Thomas A: Prospective evaluation and classification of ureteral wall injuries resulting from inserion of a ureteral access sheath during retrograde intrarenal surgery. J Urol 2012; 189: 580-4.
7) Talso M, Emiliani E, et al: Laser fiber and flexible ureterorenoscopy, and safety distance concept. J Endourol 2016; 30: 1269-74.
8) Hecht SL, Wolf JS Jr: Techniques for holmium laser lithotripsy of intrarenal calculi. Urology 2013; 81: 442-5.
9) Cindolo L, Castellan P, et al: Mortality and flexible uroteroscopy: analysis of six cases. World J Urol 2016; 34: 305-10.

III 結石の手術

PNL

医仁会武田総合病院泌尿器科部長　山田　仁

　上部尿路結石の外科的治療において経皮的腎砕石術（percutaneous nephrolithotripsy；PNL）の守備範囲は，経尿道的尿管砕石術（transurethral ureterolithotripsy；TUL）の機器の開発と手技の確立，endoscopic combined intrarenal surgery（ECIRS）の手技の確立と普及に従い，非常に狭められている。すなわちガイドライン上は長径20mmを超える腎結石についてPNLが第一選択とされている（図1）も，施設によっては30mm，症例によっては40mmの結石であってもTULの単回治療が可能としているところがあるであろう。また完全サンゴ状結石などでは数mm以上の残石を残すことが多いことからECIRSを選択されることが増えている。ECIRSを施行可能な施設では穿刺の確実性などから，すでにPNL単独治療から手を引いて，原則ECIRSを標準としているところも少なくない。従って，この項では，TULでは治療困難な結石患者を治療する必要があって，かつ設備上または人員的にECIRSが困難な施設の先生を想定して解説させていただく。

適応，禁忌

　PNLは，その到達経路から主に腎結石から腎盂尿管移行部の比較的大きな結石（ガイドライン上は長径20mm以上）を対象としている。穿刺経路を工夫すれば上部尿管の結石も対象となりうる。適切な管理をすれば灌流による腎盂内圧の上昇も抑えられることから，感染を伴う結石にはより適している。またADL不良の症例では自排石が期待しにくいことから，抽石に有利なPNLが選択されることがある（表1）。

　一方で，血管豊富な腎皮質を穿刺拡張することから，動脈損傷をきたすことがあり，単腎やまれな血液型，出血傾向のある患者の場合は相対的禁忌である。尿路奇形や変向後では，穿刺経路が存在するか，どの腎杯に到達可能か，など十分に検討のうえで適応を決めるべきである。われわれの検討では馬蹄腎はPNLの良い適応であることが多いが，骨盤

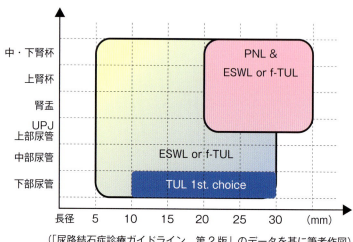

図1　外科的治療の選択

（「尿路結石症診療ガイドライン，第2版」のデータを基に筆者作図）

腎は他臓器損傷を回避できる穿刺経路が得られないことが多いので絶対的禁忌となる。多嚢胞腎では，超音波にて尿路内腔の判断が難しいことがあるので相対的禁忌である。また，造影剤アレルギーがある場合はかなり慣れていないと困難で，十分なアナフィラキシー対策は必須であるにしても，造影剤なしでトラクト作成できるほどの経験が必要である（表1）。

術前検査，術前準備

術前検査で最も重要なのはCTである。できれば手術体位に即した体位で，可能なら造影も施行したほうがいい。結石の評価として部位や大きさ，硬さ（CT値）の評価が可能で，穿刺経路を検討するために必要な他臓器との位置関係や水腎症の有無などを検討でき，到達可能な腎杯の予想や片腎機能の推測が可能である。尿管などの尿路通過障害の評価もある程度可能であるが，正確には腎盂造影が無難である（表2）。腎盂腎炎の既往や尿培養は感染結石の推定に有用であるし，血液検査で凝固能や腎機能などの評価も必要である。術後敗血性ショックを危惧して，心エコーなど心機能検査なども行われるべきである。問診上は尿路結石の既往や治療歴，造影剤アレルギーなども重要である。

術前準備として，一般的な準備は必要として，腸管損傷が危惧される場合は低残渣食や高圧浣腸，貧血や大きな結石などで出血が予想される場合は輸血の準備，ADLの不良な患者では四肢の拘縮の程度を評価して手術体位がとれるか確認が必要である。また感染結石が疑われる場合は術前より抗生剤の投与が望まれる。

表1 PNLの特徴

適応	長径20mm以上の大きな結石
	特に40mm以上や感染を伴うもの
相対的禁忌	出血：出血傾向，まれな血液型，単腎
	穿刺：腎尿路奇形，大腸位置異常
	その他：尿路通過障害，心機能低下，腎機能障害，アレルギー

表2 術前画像評価

	エコー	CT（単純）	CT（造影）	KUB	DIP
部位	○	◎	◎	△	○
長径	○	◎	○	◎	△
硬さ	×	○	△	×	×
水腎症	◎	△	◎	×	○
他臓器位置	○	◎	◎	×	×
通過障害	△	△	○	×	◎
尿路奇形	○	○	◎	△	○
腎機能評価	△	△	○	×	○
検査禁忌	◎	○	△	◎	△

> **手術のアウトライン**
>
> 1. 適切な麻酔法の選択
> 2. 尿管閉塞バルーンカテーテル留置
> 3. 体位の確保，透視・エコーの確認
> 4. 穿刺ラインの決定
> 5. 腎杯穿刺とガイドワイヤー留置
> 6. 腎瘻拡張
> 7. セーフティガイドワイヤーの留置
> 8. アンプラッツシースの留置
> 9. 腎盂鏡挿入
> 10. 砕石と抽石
> 11. 腎盂バルーン留置と牽引
> 12. ダブルJ(DJ)カテーテル留置
> 13. 尿道バルーン留置

手術手技

1 適切な麻酔法の選択

　麻酔法は，硬膜外麻酔，症例によっては腰椎麻酔でも手術は可能であるが，腹臥位または側臥位であることから，同じ体位をとり続けることの患者の苦痛が大きいこと，患者の状態の把握がやや難しくなること，麻酔範囲の予期せぬ拡大をきたす可能性があること，などより，可能であれば全身麻酔が勧められる。呼吸機能などに問題がある場合は当然硬膜外麻酔が勧められるが，麻酔科に判断を仰ぐべきであろう。

2 尿管閉塞バルーンカテーテル留置

　手術の初めに砕石位にして，膀胱鏡下に尿管閉塞バルーンカテーテルを留置しなければならない。これにより人工的に水腎症を生じさせ，トラクト作成を容易にするためである。ただし，バルーンを不用意に膨らませて尿管壁を裂いてしまうと，水腎症をつくれないばかりか後の手技を困難にするため注意が必要である。下肢の拘縮などで砕石位がとれない場合でも，軟性膀胱鏡を用いることで十分対応可能である。

3 体位の確保，透視・エコーの確認

　どんな手術でも体位は重要であるが，PNLにおいては，穿刺のしやすさ，透視またはエコーでの確認のしやすさ，被曝の低減，内視鏡の可動性，腎臓の偏位などの観点から，われわれは腹臥位でかつ背中のラインが真っ直ぐになるような体位にしている。腹部を圧迫することになり，横隔膜が下がりにくくなる分，麻酔科からクレームが出る可能性はあるが，過去20年間の当科の事例では問題になっていない。体位をとった後，エコーや透視で必要な方向から観察可能か確認が必要である。

4 穿刺ラインの決定

　手術の結果をよりよくするためには，できるだけ多くの腎杯に到達できる穿刺ラインを選択することが重要である。われわれは原則として下腎杯のうち背側に伸びている腎杯を目標としている。また穿刺ラインは，PA像で腎の長軸の延長線上に置くと考えるのでなく，体の側面から見た腎の長軸と穿刺ラインの一致も考える必要がある（図2）。手術中の腎

図2 穿刺ラインの決定（鉛直方向）

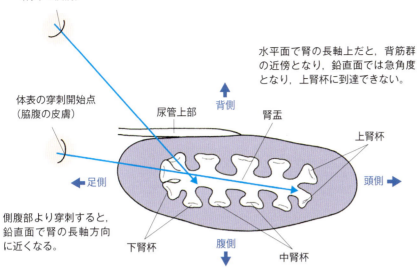

図3 穿刺ラインの決定（水平方向）

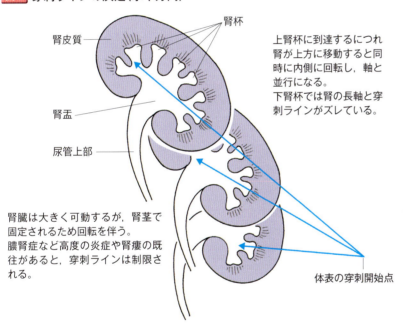

の移動・回転も想定しておかなければならない（図3）。われわれは経験的にPA像で腎の長軸から20～30°外側で，おおむね後腋窩線上あたりがよいと考えている。もちろん術前CTや術中エコーを参照して他臓器損傷を回避すべきことは当然である。また穿刺目標の腎杯は，水腎をきたしていることが望ましいが，必須ではない。

5 腎杯穿刺とガイドワイヤー留置

　この手術はガイドワイヤーが尿管まで到達すれば，まずある程度の結果が得られる。しかしながら，穿刺腎杯に結石が充満し水腎症を伴わない場合は，ガイドワイヤーを尿路内腔に進めることさえ難渋する。ポイントは，穿刺針を深く刺しすぎて尿路外に穿通させないこと，穿通を回避するためにアングルタイプのガイドワイヤーを用いること，透視画像

から立体的なイメージをしてガイドワイヤーをイメージした尿路内腔に進めていくことである（図4）。

6 腎瘻拡張

まず筋膜ダイレーターで6〜12Fr程度まで拡張する施設が多いが，このときは無理に押し進めて，ダイレーターを曲げてしまわないことが重要である。コツは穿刺針と同じ向きで挿入すること，曲がらないようにダイレーターを押すより回転させながら進めること，毎回腎杯粘膜を越えるところまで確実に進めることである（図5）。

次に，セーフティガイドワイヤーを留置して，アンプラッツダイレーターや同軸金属ダイレーターやバルーンダイレーターにて予定した内径まで拡張する。1つ注意しなければならないのは，サンゴ状結石など腎杯が結石に占拠されている場合である。ダイレーターを挿入しすぎると腎杯粘膜を裂いて無用な出血となるので注意が必要である（図6）。

7 セーフティガイドワイヤーの留置

この手術で最も避けなければならないのは，拡張したトラクトを失うことである。止血困難な出血となってしまう可能性があるので，トラクトを8〜12Frまで拡張したら，ダブルルーメンの尿管カテーテルやセーフティガイドワイヤーイントロデューサーでもう1本ガイドワイヤーを留置する。このとき確実に尿路内に入っていて，かつ尿管内をより尾側に届いているほうをセーフティにすべきである。

図4 ガイドワイヤー留置のポイント
ⓐ 無闇にガイドワイヤーを押すと結石を押して，穿刺針が抜ける。
ⓑ ガイドワイヤーを入れながら穿刺針を少し抜いてスペースを作る。

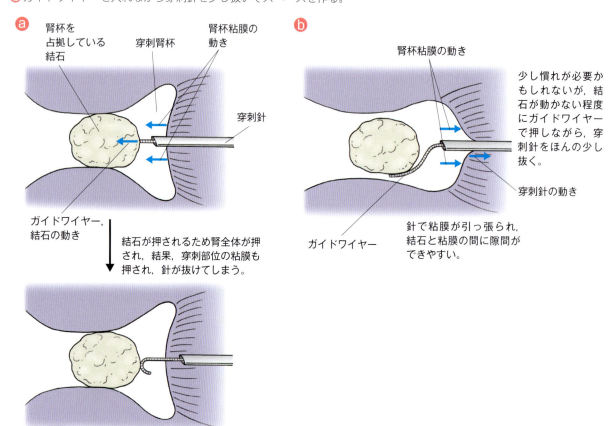

8 アンプラッツシースの留置

十分な拡張後，アンプラッツシースまたは腎盂鏡の外筒を挿入する．このとき奥に入れすぎると腎盂粘膜を損傷し出血や尿路外逸脱をきたすことがあるので，透視などで腎杯穿刺部ギリギリまで進めるようにする．腎杯に到達できていなくても内視鏡下に修正可能である．

9 腎盂鏡挿入

シースが入っているので容易であるが，拡張時出血がある場合には凝血塊ができていて視野不良となっていることがある．灌流液で洗い流すと同時に，鉗子などでできるだけ奥で凝血塊を把持することで容易に除去できる．

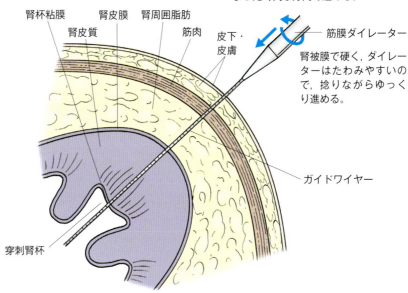

図5 筋膜ダイレーターでの拡張

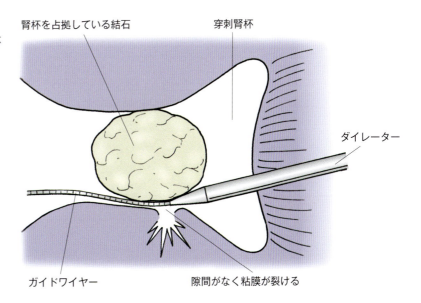

図6 ダイレーター挿入時の注意点
ダイレーターの挿入しすぎはときに腎杯粘膜を損傷し，不用意な出血を招く．

10 砕石と抽石

現在，よく使用される砕石は，空圧式，ホルミウムレーザー，超音波の3種類である。砕石にあたってはそれぞれの特徴を熟知して，手術全体の戦略を考えておく必要がある（表3）。

11 腎盂バルーン留置と牽引

手術終了時にトラクトに腎盂バルーンを留置する目的は3つあって，1つは砕石が不十分で二期的に手術をする必要性がある場合，2つ目は腎盂の効率的なドレナージを確保すること，3つ目はトラクトからの出血を圧迫止血することである（図7）。適切な牽引でトラクトの動脈性出血も止めうるが，牽引しすぎると腎皮質が裂けて出血点を増やしコントロール困難になる。なお腎盂バルーンカテーテルの太さはトラクトより少し細目（目安としてトラクトの太さの8掛け）とする。

表3 砕石器の特徴

	空圧式	ホルミウムレーザー	超音波
砕石速度	早い	遅い	中ぐらい
砕石片	大きい	小さい	小さい
組織障害	強い	強い	弱い
推奨トラクト径	24〜30Fr	12〜18Fr	18〜24Fr
抽石法（主）	ピーナッツ鉗子	水流	吸引
抽石法（副）	ワニ口鉗子	バスケット鉗子	バスケット鉗子

図7 腎盂バルーンカテーテルによる圧迫止血

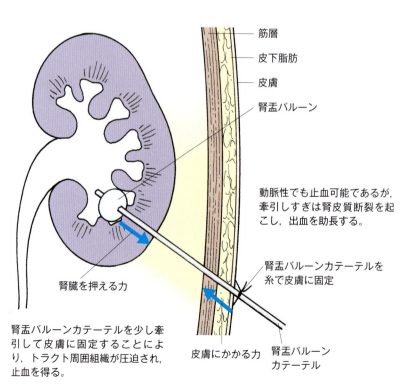

12 ダブルJ(DJ)カテーテル留置

すでに尿管閉塞バルーンカテーテルを留置していることから，ガイドワイヤーを使用して容易に留置できる。腎盂バルーン自然抜去や出血が強い場合には，逆行性処置を容易にするために，ほとんどの場合留置しているが，出血がほとんどない場合には，必ずしも必要ない。

13 尿道バルーン留置

尿道バルーン留置は麻酔による一過性の排尿障害のみならず，血尿の程度の確認や，腎盂バルーンの閉塞の有無を判断するのに有用である。術前CTにて腎機能が同程度と推定されれば，双方から同量の尿が流出していれば安心である。DJカテーテルが留置されている場合は，DJカテーテルを介して健側の尿が腎盂バルーンから出るため，尿道バルーンからの排出をほとんど認めないことがある。

術中合併症

PNLは術中の排液効率がよく腎盂内圧が上がりにくいことが特徴であるが，例えば出血が多い場合など排液路が凝血塊で狭くなり，腎盂内圧が上がる結果，長い手術では肺水腫，無電解質灌流液を用いている場合はTUR症候群が起こりうる。同じメカニズムで菌血症から敗血性ショックも起こりうる。トラクトからの出血はシースなどで術中圧迫されていることが多いが，それ以外の粘膜損傷を起こすと出血のコントロールが困難で，ときに出血性ショックも起こりうるので，麻酔科とも相談し，ときに手術の途中での終了もやむなしと考えておくべきである。また穿刺拡張時には気胸による呼吸困難も出現しうるが，全身麻酔時は抜管時に顕在化する。

術後管理

術後合併症は，1つは出血で，高度な血尿の持続だけでなく，後腹膜腔に出血する場合は腰背部痛のみが認知されることがある。また，術後熱発から敗血症を発症することもあり，全身状態の観察は十分行われなければならない。大腸損傷は，術後3日目ぐらいしてトラクト周囲の発赤，トラクトからの便様分泌があり気づかれる。しかしながら一般には穿通のみで，絶食のうえ腎盂バルーンカテーテルを少しずつ抜去していけば問題ない。術後評価でトラクト内など尿路外に砕石片が逸脱していることがあるが，感染巣とならない限り放置可能である。

tubeless PNL

術後の患者の入院期間やQOLの向上のため，トラクトに腎盂バルーンカテーテルを挿入しない方法があるが，手術終了時に十分な止血の確認が必要である。一般に腎盂バルーンカテーテルは術後3〜5日目で抜去可能であること，後出血した場合には即時的経動脈的塞栓術(TAE)が必要になる可能性があることを考えると，あまりお勧めできない。

mini PNL

おおむねトラクト径18Fr以下でPNL施行する場合をいう。腎皮質の損傷を減らせること，結果的に腎内動脈損傷のリスクを減らせること，腎杯粘膜の裂傷を減らせること，な

図8 mini PNLの灌流

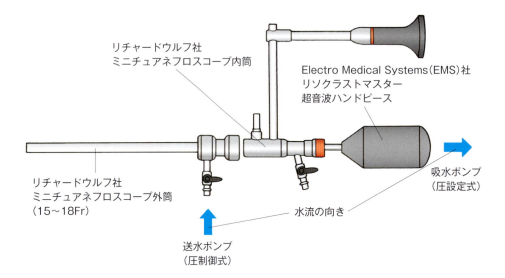

どから1つの良い選択肢であるが，トラクトが狭いためにPNLの特徴である高効率の灌流，容易な砕石片の抽石が阻害されるおそれがあるので，適応や使用器具には注意を要する。われわれの施設では，灌流速度を確保するために，腎盂鏡外筒より注水し，超音波砕石器より吸引排液しながら同時に抽石する方法でmini PNLを行っている（図8）が，それでも硬い結石なら長径20mm程度が実質的な限界と思われる。

III 結石の手術

修正Valdivia体位によるPNL＋TULの一期的手術

大口東総合病院泌尿器科部長　松崎純一

　尿路結石の内視鏡治療は，これまで経尿道的尿管砕石術（transurethral ureterolithotripsy；TUL）と経皮的腎砕石術（percutaneous nephrolithotripsy；PNL）が治療の中心であったが[1]，近年PNLとTULを同時に行う方法（endoscopic combined intrarenal surgery；ECIRS）が広まってきている[2,3]。PNLとTULを同時に行うことの長所は，PNLの長所である高い結石の除去率と手術時間の短縮を活かし，PNLの短所である高い侵襲性や内視鏡の到達範囲の狭さをTULの長所である軟性鏡を用いた広い操作範囲で補う方法である。

　修正Valdivia体位は砕石位と上半身を軽度回旋した仰臥位を組み合わせた体位で[4,5]，腹臥位と比較し，循環状態や呼吸管理などの麻酔リスクが少ないとされる[6,7]（図1）。この特殊な体位と経尿道的，経皮的の双方向から治療を行う手技に対する知識が必要となる。

適応，禁忌

●適応
・基本的にPNLに適応がある症例
・複数の部位や複数個の結石で単回のTULまたはPNLでstone freeが難しい症例
・サンゴ状結石

図1 修正Valdivia体位
上半身：側臥位，下半身：砕石位

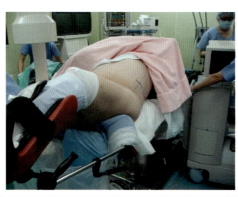
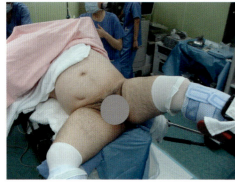
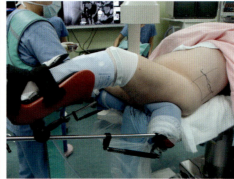

禁忌（PNLと同様）

- 全身麻酔が不可能，治療されていない尿路感染症，非定型的な腸管の位置，妊娠中，腎臓に腫瘍がある，抗凝固剤が中止できない症例
- 体位（修正Valdivia体位）がとれない患者

術前検査，術前準備

術前検査

PNLと同様に，画像診断が必要である。単純CT（または造影CT），静脈性尿路造影法（intravenous urography；IVU），超音波検査を行い，近隣臓器との位置関係と腎臓内での結石の位置，水腎症の程度を把握しておく。

術前準備

人員配置：経尿道操作，経皮的操作を行う術者が1人ずつと助手1人の計3人が必要である。助手は2人の術者の間に位置し，術者の補助および指示を行う。

器材：TULとPNLの機材がそれぞれ1セットずつ必要である。またTVモニターなども計2セット必要である。結石破砕装置はホルミウム・ヤグ（Ho:YAG）レーザーが必須であり，リトクラストまたは超音波砕石器があると効率がよい。器械配置は2人の術者と助手の届く場所に配置する（図2）。TVモニターやX線透視モニターが全員から確認できるように配置し，内視鏡などの機材も術者と助手の近くに配置する。また透視用Cアームは特殊な体位のため手術台の金属により視野が妨げられるため，通常20～30°回転して使用する。

麻酔，体位

麻酔

麻酔は全身麻酔で行う。

体位

体位はこの手術の大事なポイントである。内視鏡操作の可動性の確保を行うとともに，体位による合併症（positioining injury）を予防することである。修正Valdivia体位の場合では，腹臥位のPNLと異なり内視鏡の操作範囲が限定される。このためあらかじめ穿刺を行うラインを術前に想定して体位をとる必要がある（図3）。また長時間の手術に伴う神経圧迫症状や局所の循環障害（深部静脈血栓症，コンパートメント症候群）を起こさないように予防することが大切であり，この準備である除圧の工夫が最も重要である。

通常の砕石位とは異なるため，下腿や膝がレビテーターで圧迫され，コンパートメント症候群を引き起こす原因となる。レビテーターにクッションを挿入し，踵に荷重をかけるようにする。患側では下腿内側を，反対側では下腿外側を保護する必要がある。また坐骨神経麻痺予防のため，反対側の大腿脇にもクッションの挿入が必要である。また腰部を挙上するためのクッション，肩関節を守るために脇に入れる肩枕も必要である（図4）。

手術のアウトライン

1. ガイドワイヤーの挿入
2. 硬性尿管鏡での観察
3. 尿管アクセスシースの挿入
4. 軟性尿管鏡での観察
5. 穿刺
6. トラクト作成
7. トラクト拡張
8. 砕石
9. 残石確認
10. 尿管ステントと腎瘻の留置

図2 器械と人員配置（左側結石の場合）

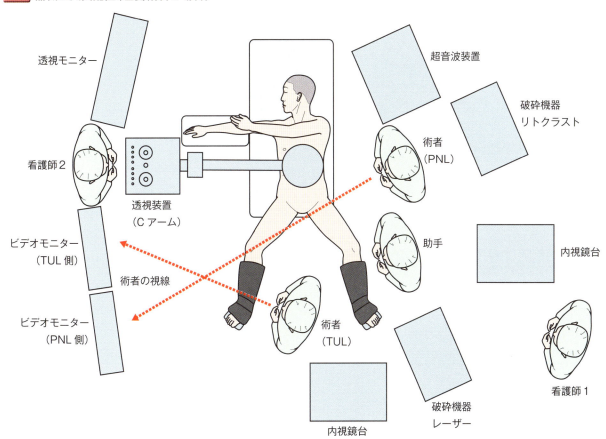

図3 修正Valdivia体位の体の向き

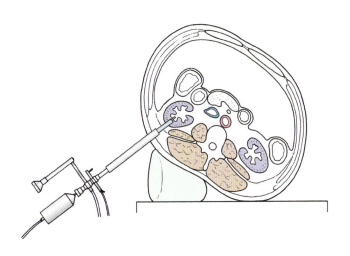

図4 修正Valdivia体位の体位固定

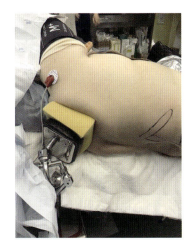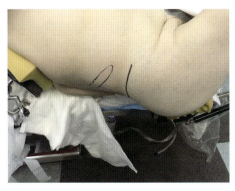

手術手技

1 ガイドワイヤーの挿入

膀胱鏡にて，膀胱内を観察後にガイドワイヤー（以下GW）を患側尿管口に挿入する。

2 硬性尿管鏡での観察

GWを残し，膀胱鏡を抜去し，GW下で硬性尿管鏡を用い，尿管を観察する。修正Valdivia体位では通常上部尿管が屈曲するため，腎盂内は観察できない。

3 尿管アクセスシースの挿入

長さは男性では45〜46cm，女性では35〜36cmのものがよい。径は使用する内視鏡が通過する最小限の径を選択する。挿入は透視下で行い，先端を上部尿管〜腎盂尿管移行部の位置に留置する。抵抗があれば中止し，尿管閉塞用カテーテル（オクルージョンカテーテル）に変更またはGW下に直接軟性尿管鏡を挿入する（direct insertion）。

4 軟性尿管鏡での観察

尿管アクセスシース内から軟性尿管鏡を挿入し，腎盂腎杯の形態や結石の位置と状態を観察する。

同時に超音波で尿管鏡と結石の位置，水腎症の程度を観察する。術前の画像診断を参考にして穿刺部位を内視鏡下と超音波下で検討しておく。このとき，助手の灌流により水腎症を作成する（穿刺する腎杯まで軟性尿管鏡が到達できない場合には，レーザーを用いて破砕する場合もある）。

5 穿刺

修正Valdivia体位では肋骨と腸骨の間が狭くなるため，穿刺できる範囲が少ない。

穿刺の部位は結石の場所によって選択するが，修正Valdivia体位では中腎杯穿刺が容易である。またこの体位により腎の位置が変化し，皮膚より下腎杯が遠くなり，上腎杯が近くなるように偏位する[8]（図5）。腹臥位に比べて修正Valdivia体位では，下腎杯の穿刺は難しく，上腎杯穿刺が容易になることも知っておくべきである。

穿刺の方向は，上向きまたは水平となるように穿刺する。拡張後にトラクトが下向きになり，腎盂内圧が低下し，破砕片が灌流により自然落下する（図3）。

実際の穿刺では，超音波またはX線透視を使用して行う。可能であれば軟性尿管鏡下での観察を併用する（図6）。

図5 腎臓の軸

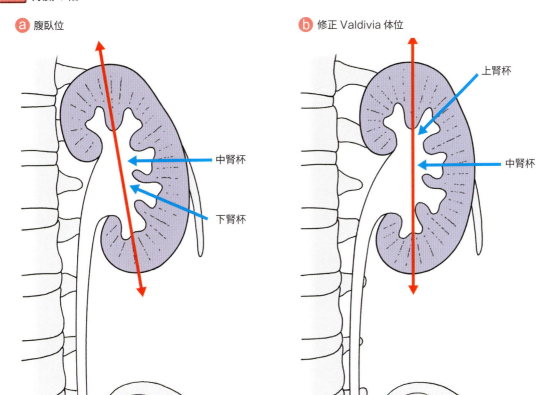

ⓐ 腹臥位　　ⓑ 修正 Valdivia 体位

上腎杯
中腎杯
下腎杯

図6 軟性尿管鏡下で観察しながら超音波で穿刺

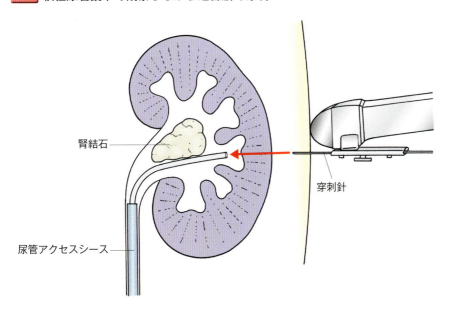

腎結石
尿管アクセスシース
穿刺針

6 トラクト作成

　穿刺針からの逆流を確認し，GW を挿入する。軟性尿管鏡下で観察可能であれば，GW をバスケットカテーテルで把持し，TUL 側から体外に牽引し，腎瘻穿刺部から尿道までを確保する（through & through ガイドワイヤー）（図7）。

　GW 下に筋膜拡張ダイレーターで 10～12 Fr 程度まで拡張する。ダブルルーメンカテーテルでセイフティカテーテル（以下セイフティ GW）を留置する。このとき軟性尿管鏡下で穿刺部の観察ができない場合には，硬性尿管鏡を用いて経皮的にトラクトを観察し，GW が腎盂内に到達しているかを確認する。

> **DO NOT**
>
> 拡張時に，ダイレーターの向きが最初の穿刺方向と異なってしまうと，抵抗が強く，穿孔を起こしたり GW がはねて抜けてしまう。このため，最初の穿刺方向を体で覚えておくとよい（図8）。

図7 through & through GW の作成－GW 把持

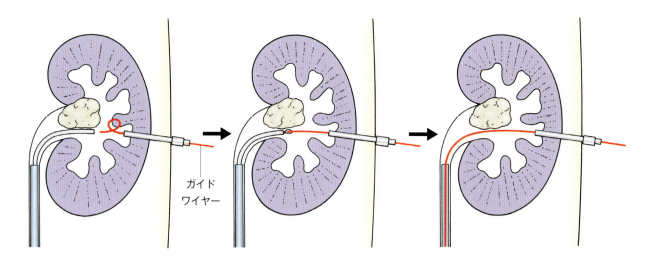

ガイドワイヤー

図8 拡張の方向

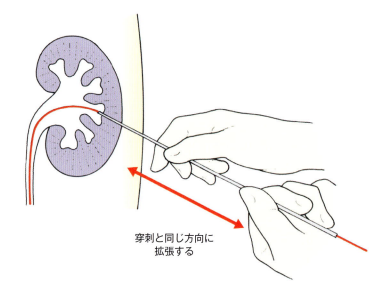

穿刺と同じ方向に拡張する

7 トラクト拡張

バルーンダイレーター，金属ダイレーターまたはアンプラッツ型ダイレーターで拡張しトラクトを作成する。

上記の操作は，透視下または可能であれば軟性尿管鏡観察下で行う。

拡張径はPNLと同様に24Fr程度を推奨するが，結石の大きさや数により15〜18Frまで拡張するminipercも有用である。

8 砕石

破砕は最初にPNL側から超音波，レーザー，リトクラストを用いる。灌流の流れは逆行性で，TUL側からアクセスシースを経由して灌流液を注入し，腎瘻側から排出するようにする。破砕片はこの灌流により自然排出が可能となる。視野が良好であれば最初からflexible TUL（f-TUL）による破砕を併用してもよい。

破砕する部位は腎杯から腎盂，尿管に向けて砕石し，最初の目標は腎杯から尿管までの結石を破砕することである。これにより軟性尿管鏡の操作が容易になる（図9）。

PNL側の破砕および摘出が終了した後に，TUL側から軟性尿管鏡で腎盂内を観察する。腎盂鏡の届かない部位の結石をPNL側から到達できる場所に移動させ，PNL側から抽石する（pass the ball）[9]，または破砕を行う（図10）。PNL側の内視鏡を抜去し，軟性尿管鏡からの灌流液のフラッシュで小さな結石片を排出することもできる（図11）。

DO NOT

砕石に夢中になると腎盂鏡を過度に振り，腎実質が裂け出血の原因になる。内視鏡の動きに抵抗があればそれ以上動かさないようにする。

図9 破砕方向

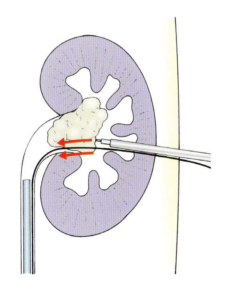

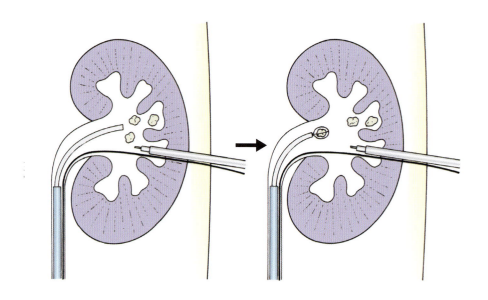

図10 pass the ball

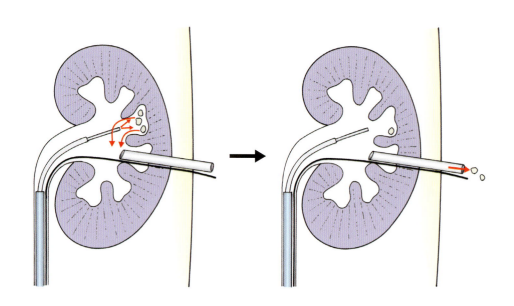

図11 軟性尿管鏡下でフラッシュ

9 残石確認

　内視鏡, 透視, 超音波を用いて残石を確認する。腎結石の場合R1(腎実質内)の可能性もあり, 造影なども併用して確認しておく。

10 尿管ステントと腎瘻の留置

　基本的には尿管ステントや腎瘻の留置は必須ではない。残石や出血, 尿路損傷がある場合, 手術時間が延長した場合などは, どちらか一方または両方留置する。手術方法が安定するまでの20〜30例程度は留置をしたほうがよい。留置期間は, 腎瘻では2〜5日間, 尿管ステントでは7〜14日くらいが目安である。

Advanced Technique

両方の内視鏡を同時に操作している場合には，腎盂内圧をある程度上げないと，腎盂が虚脱し，オリエンテーションが難しくなる。このようなときは助手が内視鏡画面を見ながらポンピングし，腎盂が虚脱しないように視野を確保するとよい。出血があった場合，多くはトラクト部位からの出血である。TUL 側では視野不良になるため，PNL 側が注水・排水を繰り返し，視野を確保する。また腎盂鏡側で内視鏡の動きを止め，出血が少ない内視鏡の向きをみつけることができると視野が改善することもある。

DO NOT

透視下の情報はあくまでも参考であり，可能な限り内視鏡操作を優先する。

術後管理

術後早期に安静解除を行い，立位や歩行を行う。当院では帰室後4時間で安静度フリーとし，飲水と食事を許可している。

腎瘻を留置した場合は，発熱などがなければ術後1〜2日後にクランプし，その翌日に抜去している。クランプ後に痛みや発熱，腎瘻周囲からの尿漏れがある場合には，尿路の通過障害を疑い，腎瘻造影や単純CTなどを行う。

文献

1) 日本泌尿器科学会, 日本泌尿器内視鏡学会, 日本尿路結石症学会: 尿路結石症診療ガイドライン第2版, 2013年版. 金原出版, 東京.
2) Landman J, Venkatesh R, et al: Combined percutaneous and retrograde approach to staghorn calculi with application of the ureteral access sheath to facilitate percutaneous nephrolithotomy. J Urol 2003; 169: 64-7.
3) 石戸則孝, 岸本 涼, ほか: 珊瑚状結石に対する経皮・経尿道的同時治療（TUL assisted PNL）. 西日泌尿 2009; 71: 348-55.
4) Valdivia Uria JG, Valle Gerhold J, et al: Technique and complications of percutaneous nephroscopy: experience with 557 patients in the supine position. J Urol 1998; 160: 1975-8.
5) Ibarluzea G, Scoffone CM, et al: Supine Valdivia and modified lithotomy position for simultaneous anterograde and retrograde endourological access. BJU Int 2007; 100: 233-6.
6) Daels F, González MS, et al: Percutaneous lithotripsy in Valdivia-Galdakao decubitus position: our experience. J Endourol 2009; 23: 1615-20.
7) Pearle MS, Nakada SY, et al: Outcomes of contemporary percutaneous nephrostolithotomy in morbidly obese patients. J Urol 1998; 160: 669-73.
8) Rana AM, Bhojwani JP, et al: Tubeless PCNL with patient in supine position: procedure for all seasons?– with comprehensive technique. Urology 2008; 71: 581-5.
9) Undre S, Olsen S, et al: "Pass the ball!" simultaneous flexible nephroscopy and retrograde intrarenal surgery for large residual upper-pole staghorn stone. J Endourol 2004; 18: 844-7.

III 結石の手術

経尿道的膀胱砕石術

和歌山県立医科大学泌尿器科助教　井口孝司
和歌山県立医科大学泌尿器科准教授　柑本康夫
和歌山県立医科大学泌尿器科教授　原　勲

　膀胱結石の治療において重要なことは，結石を残さず除去することである．残石を核に結石が再発するため，なるべく丁寧に結石を取り除く必要がある．

　治療法は，侵襲の大きさや砕石効率，結石片の回収効率の観点から経尿道的膀胱砕石術が主流である．また，患者の全身状態，合併症，結石の大きさ，尿道の太さなどを考慮して膀胱切石術や経皮的砕石術，体外衝撃波結石破砕術(extracorporeal shock wave lithotripsy：ESWL)，結石溶解療法などが選択されることもある．

　砕石方法としては，レーザー装置の普及に伴いレーザーによる砕石が主流となっており，従来からの鉗子を用いた砕石は合併症の観点からも使用する頻度は低くなっている．

　本項では，ホルミウム・ヤグ(Ho:YAG)レーザーとリトクラストによる経尿道的膀胱砕石術について述べる．

適応，禁忌

　一般に10 mm以上の膀胱結石は自然排石が困難と考えられており，内視鏡的治療が第一選択となる．しかし，排尿障害や尿路感染を合併している症例では10 mm未満でも手術加療の適応となる．大きな結石の場合は，患者の状態を考慮したうえで膀胱切石術が適応となることもあるが，30 mm以上の結石でもレーザーを用いた経尿道的砕石術により砕石可能という報告もあり，経尿道的砕石術の適応は拡大している．

術前検査，術前準備

検尿，尿培養：尿路感染症があれば培養を行い，起炎菌の同定と薬剤感受性を確認するとともに，術前より抗生物質を投与し感染をコントロールしておく．
画像検査：超音波検査による残尿の有無，膀胱結石を確認する．男性であれば前立腺体積の測定も必要である．また，腹部では上部尿路結石や水腎症などをスクリーニングする．そのほかには，腎尿管膀胱単純X線(kidney ureter bladder；KUB)やCTを用いた尿路結石精査も有用である．
尿流動態検査：ウロダイナミクス検査を行い，排尿障害の有無，尿管逆流症の有無や膀胱容量を確認する．
尿道膀胱鏡：膀胱結石の確認や尿道狭窄の有無，前立腺肥大症の程度，膀胱腫瘍の有無などを把握するために行うべき検査である．尿道狭窄による経尿道的操作の困難が予想される場合には，まずは尿道狭窄に対する処置が必要である．

手術器具

●経尿道的砕石器

　砕石鉗子(図1)による砕石は尿道や膀胱損傷のリスクが高いため，現在ではレーザー

や空圧式結石破砕器(リトクラスト)を用いた砕石方法が主流である。そのほかにも超音波，電気水圧衝撃波などの砕石方法などがあるが，砕石効率や安全面などから使用頻度は少ない。

Ho:YAGレーザー（ 図2 ）：レーザーにはさまざまな種類が存在するが，泌尿器科領域においては水中での操作性に優れているHo:YAGレーザーが使用されている。膀胱結石では口径が太いもの（365もしくは550μm）が一般的に使用される。また，石英ファイバーであり硬性鏡，軟性鏡ともに使用できる。ファイバーは硬性鏡ならば直接あるいは先孔カテーテルの中を通して，軟性鏡ならば直接操作孔から挿入する。

リトクラスト（ 図3 ）：空気圧により金属ボールを振動させ，そのエネルギーをプローベに伝えることで砕石エネルギーとなる。プローベが硬性であり硬性鏡でしか使用できない。

・超音波：組織障害は軽度であるが，結石破砕力はやや弱い。
・電気水圧衝撃波：破砕力は強力であるが，組織障害が強い。

●内視鏡

基本的には操作性，視野に優れている硬性鏡を使用する。硬性鏡には膀胱鏡と腎盂鏡があるが，腎盂鏡はワーキングチャネルが直線的で口径も大きく有用性が高い。軟性膀胱鏡

図1 KARL STORZ社製砕石鉗子

先を閉じた状態で，尿道ブジーの要領で挿入する。挿入後は尖端の歯の間に結石を挟み込んで破砕する。このとき，膀胱粘膜を挟み込まないように注意が必要である。

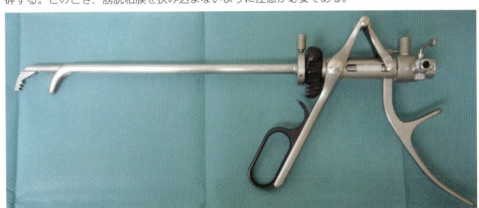

(射場昭典，柑本康夫，原　勲：経尿道的膀胱砕石術．臨泌 2017; 71: 530-3．より転載)

図2 Ho:YAGレーザー

当院で使用しているレーザー機器本体(Dornier社製)（ⓐ）と石英ファイバー（ⓑ）。
膀胱砕石では硬性鏡とともに使用されるほうが一般的であるが，軟性鏡でも使用可能である。

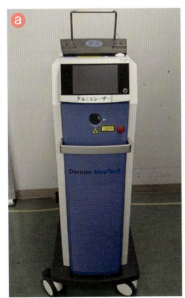
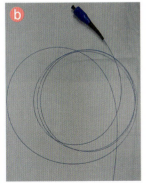

は砕石位困難などの症例で使用を検討する。

抽石に用いる器具

砕石片の回収にはElik evacuator（図4）などの吸引器が一般的に用いられる。そのほか，状況に応じて把持鉗子やバスケット鉗子（図5）を用いる。バスケット鉗子を硬性鏡で使用するときは先孔カテーテルの中を通して挿入する。

図3 空圧式結石破砕器（リトクラスト）

基本的にはマルチパルスモード（矢印）で砕石を行う。照射気圧は1〜1.5barとし，必要であれば2.5barまで増加させる。腎盂鏡もしくはワーキングチャネルの角度が緩い（最大10°）膀胱鏡を用いる。

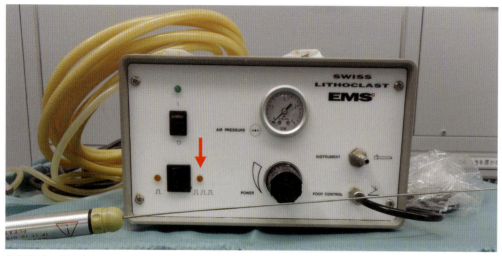

（射場昭典, 柑本康夫, 原　勲：経尿道的膀胱砕石術. 臨泌 2017; 71: 530-3. より転載）

図4 Elik式evacuator

ガラスフラスコとゴム球の中に灌流液を満たした状態にし，ゴム球の圧迫，解除を繰り返す。これにより膀胱内洗浄液とともに砕石片が排出される。排出された砕石片はフラスコの底に溜まっていく仕組みとなっている。

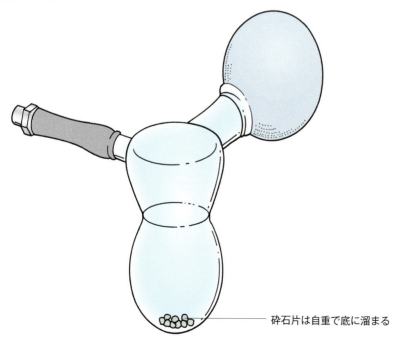

砕石片は自重で底に溜まる

図5 把持鉗子，バスケット鉗子
抽石に用いる把持鉗子（ⓐ，ⓑ）は腎盂鏡下に用いられることが多い。バスケット鉗子（ⓒ）は軟性膀胱鏡，硬性膀胱鏡でも使用可能である。

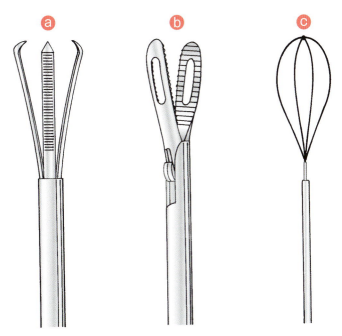

術前のインフォームドコンセント

・結石が大きい場合，数が多い場合，出血で視野が不良となり手術継続が困難となった場合，重度の膀胱損傷が起きた場合には砕石の途中でも手術を終了し，日を改める可能性がある。
・術後の血尿や尿路感染による発熱の可能性がある。
・膀胱結石形成にかかわる疾患を治療しなければ，高率に再発を認める。そのため，術後には排尿機能障害に対する治療が必要である。

手術のアウトライン

1. 麻酔，体位
2. 尿道，膀胱の観察
3. 砕石
4. 抽石
5. 残石や尿道，膀胱損傷の確認
6. 尿道カテーテル留置

手術手技

1 麻酔，体位

通常，麻酔は腰椎麻酔，体位は砕石位で行う。手術時間によっては硬膜外麻酔の併用を考慮することや合併症により麻酔が全身麻酔となる場合もある。拘縮などにより砕石位が困難な症例では，仰臥位で経皮的砕石術や切石術を考慮することもある。また，軟性膀胱鏡とHo:YAGレーザーを用いて経尿道的に砕石することも可能である。

2 尿道，膀胱の観察

　尿道の観察を含め，膀胱鏡は直視下で挿入することを推奨する。尿道狭窄がある場合には，無理に挿入すると尿道損傷や出血による視野不良を招くこととなるため，オーティス型尿道切開刀や尿道ブジーを用いて拡張する。また，尿路感染による視野不良がある場合には膀胱洗浄を行い，視野を良好にしてから十分に膀胱内を観察する。

3 砕石

● Ho:YAGレーザーによる砕石（図6）

　レーザープローブを正確に操作するためにワーキングエレメントを用いるか，もしくはプローブを先孔カテーテルの中に通してワーキングチャネルから挿入する。このとき，膀胱鏡レンズの損傷を避けるために，照射の際には必ずプローブの先端が見えるようにしておく。照射エネルギーは1.0J×10Hz（10W）程度から開始し，結石の大きさや硬さによって出力を調節する。プローブ先端を一点に当てていると孔ができるのみなので，プローブ先端で結石表面をなでるように移動させながら砕石を行うことで，細片化することができる。

● リトクラストによる砕石（図7）

　照射気圧は1〜1.5bar（最大2.5bar）で，ワーキングチャネルが直線である腎盂鏡を使用する。また，1.6mmのプローブであれば，わずかに角度がある（最大10°）ワーキングチャネル付きの膀胱鏡でも使用可能である。プローブで結石を膀胱壁に軽く押しつけるようにして砕石する。プローブ先端は膀胱鏡先端から10〜20mm以上出さないように心がける。

● 手術のコツ・注意点

・砕石した結石数を把握しながら進めることで，砕石し忘れることがなく，砕石・回収の手順を最小に抑えることができる。
・砕石片が多くなると小さな結石は埋もれてしまうため，小さなものから砕石を行うと効率がよい。
・レーザー，リトクラストともに，プローブは結石の上から抑えるように当てることで結石のpushed backや跳躍を軽減することができる（図8）。

図6 Ho:YAGレーザーによる砕石

先孔カテーテルの中を通してレーザーを使用しているところ。一点のみに照射するのではなく表面をなでるように砕石を行う。また，常に結石の全体像を捉えておくこと。

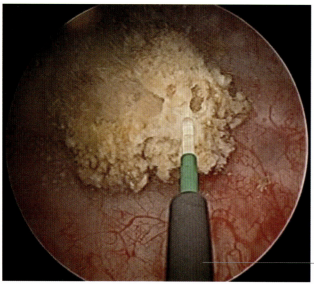

先孔カテーテル

- 結石に近づきすぎると結石の全体像が把握しにくく，後方の膀胱粘膜などを損傷する危険があるので適度な距離を保つように注意する。
- 適宜洗浄を行い視野は良好に保っておく。
- 膀胱の過度な伸展は，膀胱損傷や術後発熱のリスクが高くなるので注意する。

図7 リトクラストによる砕石
プローブを軽く押しつけるようにして砕石する。

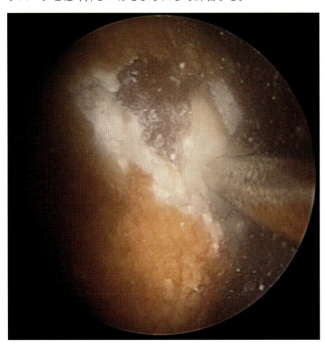

図8 砕石のコツ
プローブは垂直に押し当てるよりも，結石の少し上方を斜めから軽く押さえつけたほうが，結石のpushed backや跳躍が軽減できる。

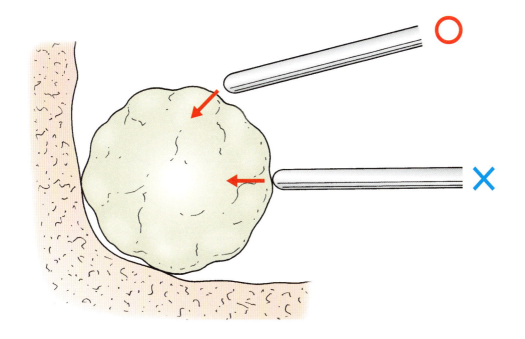

4 抽石

　砕石片が細かくなったところで抽石を開始する。基本的にはElik式evacuatorなどの吸引器を用いるのが効率的である。位置的に吸引器では回収困難な砕石片がある場合には，把持鉗子やバスケット鉗子を用いて抽石を行う。

●手術のコツ・注意点
- 膀胱壁の吸引を防ぐために，膀胱内に灌流液をある程度貯留させておく。
- 吸引器を用いて洗浄を行っている間は灌流を止めておく。
- 砕石片の溜まっている部位に膀胱鏡の先端がくるようにイメージしながら，くまなく洗浄する（図9）。
- 結石は膀胱鏡から排石される大きさにまで砕石してから抽石すること。無理な抽石は尿道損傷の原因となる。

5 残石や尿道，膀胱損傷の確認

　膀胱内を観察し残石片がないことを確認する。男性の場合は突出した前立腺の脇に残存していることがあるため注意して観察を行う。大きな砕石片が残存している場合には再度砕石，抽石を行う。また，明らかな出血部位を認めた際には，焼灼止血を行っておくほうがよい。最終的には残石がないこと，膀胱損傷がないことを確認して膀胱鏡を抜去する。このとき，尿道損傷の有無を確認しながら抽去する。

6 尿道カテーテル留置

　18～20Frの太い尿道カテーテルを留置し，膀胱洗浄を行い手術終了とする。

図9 Elik evacuatorを用いた砕石片回収
砕石片は後三角部あたりに貯留していることが多いため，膀胱鏡先端を少し下げ気味にして洗浄を行うと，効率よく砕石片を回収できる。

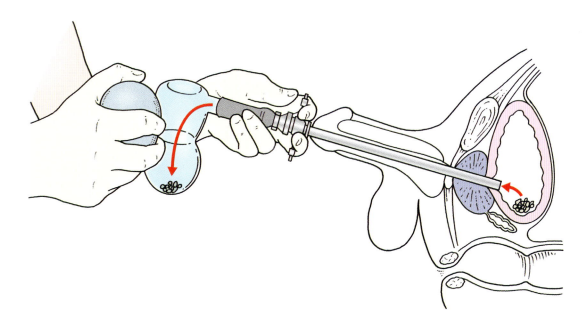

術後管理

術後は血尿の程度，発熱の有無に注意して観察する。原則として術後の抗生物質静脈内投与は術当日単回のみとしている。ただし，尿路感染がある場合には必要に応じて追加投与を行う。尿道カテーテルは基本翌日に抜去するが，血尿が強い場合や術中に尿道もしくは膀胱損傷をきたしている場合には適宜留置期間を延長し，それらの改善を確認してから抜去する。

退院後には排尿障害などの膀胱結石形成にかかわる基礎疾患の治療を行うとともに，結石成分分析を行い再発予防に関する指導を行う。

文献

1) Philippou P, Moraitis K, et al: The management of bladder lithiasis in the modern era of endourology. Urology 2012; 79: 980-6.
2) 井口太郎, 仲谷達也: 膀胱結石. 臨泌 2015; 69: 167-9.
3) 松岡 啓: 尿路結石の治療におけるHo:YAGレーザー. 日レ医誌 2009; 29: 393-6.
4) Kara C, Resorlu B, et al: Transurethral cystolithotripsy with holmium laser under local anesthesia in selected patients. Urology 2009; 74: 1000-3.
5) Assimos D, Miller NL, Monga M, et al : Surgical management of stones: American Urological Association/Endourological Society Guideline. www.auanet.org (last accessed August 3, 2016).

IV 上部尿路の手術

IV 上部尿路の手術

経皮的腎瘻造設術

京都大学医学研究科泌尿器科学教室准教授　井上貴博

　経皮的腎瘻造設術（percutaneous nephrostomy；PCN）は泌尿器科領域では重要な手術手技で，さまざまな原因で起こる尿管閉塞・狭窄に対して，腎臓に貯留した尿の排出経路を確保するために行われる。腎後性腎不全や尿路感染症に伴う菌血症・敗血症の治療目的に緊急手術となることや，腎機能低下や全身状態を鑑みながら待機的に手術をすることもある。尿管閉塞・狭窄に対しては経尿道的尿管ステント留置術も選択肢の1つであり，各々の病態や患者の状況を鑑みPCNを選択すべきかどうかを判断することになる。

　PCNは血流の豊富な腎臓を穿刺してカテーテルを留置するため，ときに大きな合併症を起こすこともあり注意が必要である。本項では水腎症を伴う尿ドレナージ目的のPCNの手技の概略を説明すると同時に，安全に施行するための方法などを解説する。

適応，禁忌

　PCNは，悪性腫瘍・尿管結石・後腹膜線維症・先天性尿路奇形（腎盂尿管移行部狭窄症など）などに伴う尿管閉塞・狭窄による水腎症に対して，尿のドレナージが必要なときに施行する手技である。出血傾向がある症例，抗血小板薬や抗凝固薬など出血を助長しうる薬剤を使用中の症例は，PCN施行時の出血リスクが高いために，それらの内服薬などの休薬をしてからPCNを施行するほうが好ましい。

術前検査，術前準備

●術前検査
・血液生化学・凝固能検査を施行して患者の状態を把握しておくこと。
・穿刺時に使用する超音波装置であらかじめ腎穿刺ラインの確認をすると同時に周囲臓器の位置関係も把握する（図1）。

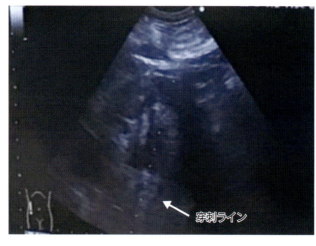

図1 水腎症の超音波所見
下腎杯を狙って穿刺可能かどうか確認する。

- 腎臓周囲の臓器の位置など解剖をよく理解する（図2）。腹部や腎臓の手術既往がある場合には，腹膜が背側に嵌入している場合がある。可能であれば腹臥位の単純CTを施行して，腸管が背側に回り込んでこないかどうかなどの情報も得ておく。

術前準備

- 腎の疼痛・腹膜刺激症状などにより血圧の低下をきたすこと，予測外の出血が起きうることなどを考慮して静脈ラインの確保をしておく。尿路感染を伴っているときはempiricに抗菌薬の投与も経静脈的に行う。
- 超音波ガイド下に経皮的腎穿刺を施行して，X線透視下にカテーテル留置を行うのが一般的な方法である。表1に示すような物品の準備をしておく。

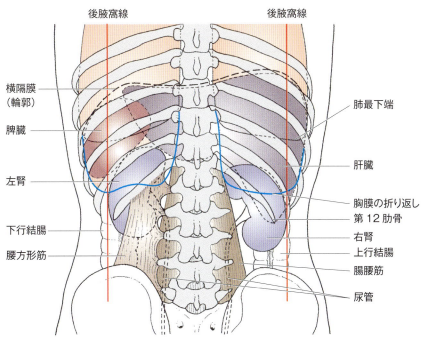

図2 周囲臓器の位置関係

表1 経皮的腎瘻造設術に必要な物品

1	超音波装置（可能であればDopplerのできる装置）
2	X線装置
3	超音波プローブ（マイクロコンベックスが好ましい）
4	超音波用ブラケット（超音波装置機種に応じたもの）
5	穿刺用ニードルガイドキット
6	23Gカテラン針
7	局所用麻酔薬（1％キシロカイン®）
8	5mL，10mL，20mLシリンジ注射器・30mLカテーテル用シリンジ
9	延長チューブ（50cm）・三方活栓
10	尿路造影剤
11	ネフロストミーキット
12	メス・コッヘル・ベアン・持針器・針・絹糸（固定用）・クーパー
13	生理食塩水・蒸留水

> **手術のアウトライン**
>
> 1. 装置の配置（右腎瘻造設の場合）と体位
> 2. 麻酔（局所麻酔）と穿刺部位の決定
> 3. 超音波ガイド下尿路穿刺
> 4. ガイドワイヤー挿入
> 5. トラクトの拡張
> 6. 腎盂カテーテルの留置

手術手技（Seldinger法）

1 装置の配置（右腎瘻造設の場合）と体位（図3）

　患者を腹臥位とする。両上肢は挙上するようにし，顔はどちら側かを向くようにする。お腹に枕や折りたたんだタオルを入れることで腎臓の呼吸性移動を少なくすることができる。

> **Advanced Technique**
>
> 経皮的腎砕石術を修正Valdivia体位で施行する機会が増えてきており，その経験を利用して半側臥位でPCNをする方法も報告されている[1]。腹水貯留や腹部の巨大腫瘍にて腹部膨満がある患者，呼吸・循環状態の悪い患者などでは腹臥位がとれないこともあるので便利な方法である。側臥位でもPCNは可能であるが，真上からの透視画像では腎盂と椎体とが重なり操作部位が見えにくいことがある。

2 麻酔（局所麻酔）と穿刺部位の決定

　後腋窩線・第12肋骨・腸骨稜・腸腰筋外側縁をマジックなどでマーキングする。

図3 PCN施行時の装置の配置と術者・介助者の立ち位置

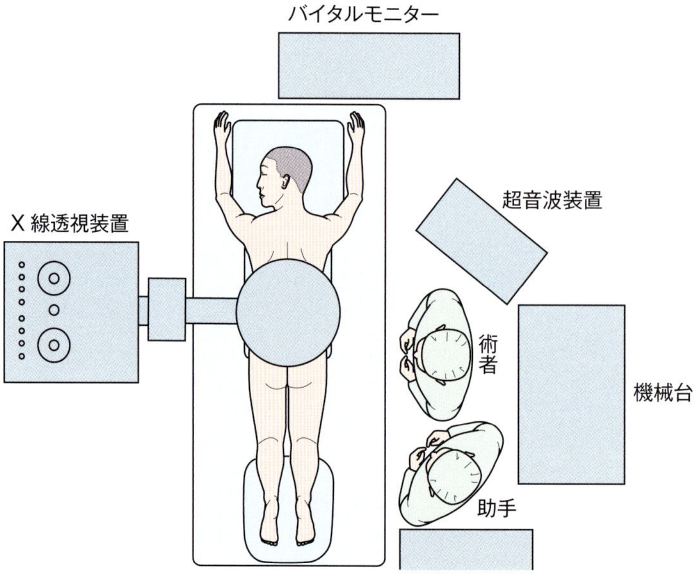

超音波にて穿刺部位を確認して穿刺ラインをシミュレーションする。第12肋骨よりやや尾側で後腋窩線上がおおよその穿刺部位である。この高さであれば胸膜を穿刺することはほぼない。ドレナージ目的の腎瘻であれば，後ろ向きの下腎杯ないし中腎杯の穿刺を目指す。腎杯と腎盂とが同一面上に見える位置で乳頭から腎杯に向けて穿刺を考える（Brodelの無血管野）。このときに患者に声かけをして上記腎杯が穿刺ラインに載る位置で息止めをしてもらう。患者にはこの状態で針を刺すことを伝え協力を促す。

穿刺予定部位周辺を消毒して覆布をかける。超音波用ブラケットをつけたプローブに，穿刺用ニードルキット内の清潔プローブカバーを取り付ける。そのカバーを用いてコッヘルなどで超音波プローブが落ちないように清潔覆布に固定する。多くの症例で18G穿刺針を用いるので，きっちり合うニードルインサートをニードルガイドに取り付ける（18Gのニードルガイドを用いることで針がぶれない）。

超音波を使いながら予定穿刺部位の皮下および筋膜上を十分局所麻酔を行う。腎瘻カテーテル留置後にカテーテルを絹糸で固定するときに運針する部位も想定して十分な範囲を局所麻酔する。

3 超音波ガイド下尿路穿刺

穿刺をする前にネフロストミーセットを開封して中の物品を取り出し並べておく。尿路造影剤と生理食塩水を1:1の割合で希釈したものも10 mLシリンジに入れて用意しておく。ただし水腎症が高度なときは，尿路造影剤は希釈せずにそのまま用いることもある。

超音波で穿刺ラインを再度確認する。超音波を外して予定穿刺部位の皮膚切開をメスで行い，コッヘルやペアンなどで穿刺部位の皮下を筋膜直上まで鈍的に剥離しておく。

患者に呼吸を止めてもらい，狙ったラインを動かさないために超音波プローブはぶれることないようしっかり固定して把持する。

> **DO NOT**
> ・穿刺ラインを合わせるために穿刺してからプローブを動かしてはいけない。
> ・腎柱や腎洞を穿刺すると葉間動脈を損傷するおそれがある。また腎盂を直接穿刺すると，腎盂後方にある腎動脈の主要分枝を損傷するおそれがある。

穿刺針は一気に腎被膜下まで進め，穿刺ラインに載っていることを確認した後に，目的の腎杯まで針先を進める。針先を超音波上で見失わないようにすることが肝要である。腎盂内に針先が進んだら，患者に呼吸を促すことを忘れないようにする。

Advanced Technique

Inoueらが超音波ドプラーガイド下に腎穿刺する方法を報告している[2]。通常のカラードプラだと，本来の血管からはみ出して血流像が観察される"にじみ"現象が認められ，穿刺ラインを決めることが難しい。高精細カラー表示であるeFlowモードは高解像度・高時間分解能で血流が表示されるため，血流表示のはみ出しが少なく血流と組織を明瞭に分離できる。ドプラモードでの穿刺では，穿刺針の先がハレーションすることで超音波スクリーン上針先を見失ってしまう。それを解決するためにDual Dynamic Display（BモードとeFlowモードをリアルタイムで一画面表示できる）機能を用いることを提唱している（図4）。この方法を用いると葉間動脈のみならず弓状動脈も描出可能で，血管を避けて安心して穿刺が可能である。是非とも試してもらいたい。

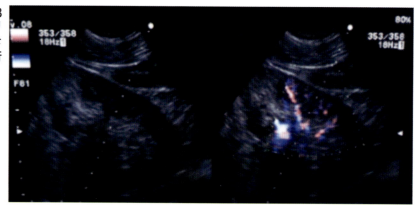

図4 Dual Dynamic Display（BモードとeFlowモードをリアルタイムで一画面表示できる）機能を用いた腎血管の走行の確認と穿刺

図は筆者の正常の腎臓である。

4 ガイドワイヤー挿入

　超音波プローブを穿刺針から外し，針の内筒を抜去する。針から尿が逆流してくることを確認する。

　造影剤を入れて腎盂腎杯の形状や穿刺位置を確認する。このとき針に直接シリンジ注射器をつけて造影剤を注入しようとすると，ときに針が抜けること，より深く針が刺さることがある。そのために針に延長チューブをつけて，延長チューブを介して造影剤を注入するようにしている。腎盂炎を併発しているようなとき（膿尿が高度なとき）は，逆流してきた尿を培養に提出する。また造影剤での確認は最小限に留める（腎盂内圧を上げるので）。

　穿刺針内にガイドワイヤーを挿入する。ガイドワイヤーは可能な限り尿管内に誘導する。尿管内に誘導できないときは，腎盂内でガイドワイヤーをしっかり巻かせて抜けないように以下の行程を行う。

> **Advanced Technique**
>
> 水腎症が軽度なときは，適切な腎杯穿刺に手間取り何度か穿刺することがある。そのため径の太い18Gの穿刺針で穿刺することがためらわれることがある。そのときには再穿刺を安全に施行することを想定して22G針で穿刺した後に0.018インチのリードワイヤーを挿入する。そのガイドワイヤーをガイドに19Gの長針を挿入して，この針をガイドに5Frのダイレーターを挿入する方法もある（ハナコデイスポーザブルPNLセット®）。0.018インチのリードワイヤー下に19Gの長針を挿入するときには，リードワイヤーがたわむことのないように，穿刺した腎杯方向にまっすぐ19G針を挿入することが肝要である。慣れないとその点が難しいが，有用で安全な方法である。

5 トラクトの拡張

　挿入したガイドワイヤーに沿って，細い筋膜ダイレーターから太い筋膜ダイレーターで順次筋膜を拡張していく。尿管までガイドワイヤーが誘導できていればガイドワイヤーが抜ける心配は少ないが，腎盂内でガイドワイヤーがとぐろを巻いているときは，ガイドワイヤーの元に戻ろうとする力で抜けてくることがある。刺入点でガイドワイヤーをしっかり把持することが肝要である。

　トラクトの拡張の際には穿刺針の方向・角度をよく覚えておき，ガイドワイヤーの直線化を保つようにダイレーターを挿入する（図5）。挿入すべき腎盂カテーテルの太さよりひと回り太い径ダイレーターまで拡張する。

> **DO NOT**
>
> ガイドワイヤーに依存しすぎてガイドワイヤーを曲げたりしないことが大切である（図6）。筋膜ダイレーターを挿入するときに，過度な抵抗があるとガイドワイヤーが曲がってしまうことがあるので，刺入する皮膚の十分な切開をする。筋膜が炎症などで硬いときにはペアンなどでしっかり拡張しておき，できるだけスムーズに拡張できるような場を整えることは大切である。

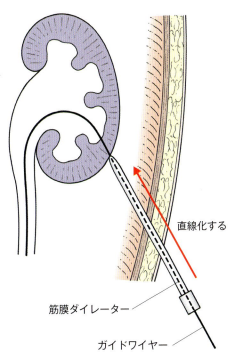

図5 筋膜ダイレーター挿入
筋膜ダイレーターは穿刺針と角度・方向とも同じラインで挿入する。ガイドワイヤーを直線化状態で保つことが必要である。

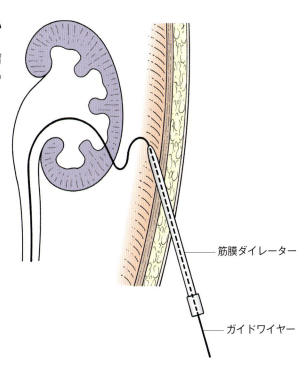

図6 ガイドワイヤーがたわむ悪い例
ガイドワイヤーがたわむとせっかく留置したガイドワイヤーが抜けたりするので注意する。

6 腎盂カテーテルの留置

　われわれは通常12Frの腎盂カテーテルを留置している。出血傾向があるなかでのPCNでは8.3Frのpigtailカテーテルを留置することもあるが，抜けやすく，感染を伴っている混濁尿では閉塞しやすい。

　スタイレット付き腎盂カテーテルをガイドワイヤーに沿って腎盂内まで挿入する。この際も穿刺針の方向・角度をよく覚えておき，ガイドワイヤーの直線化を保ちながらカテーテルを注意して挿入する。

　スタイレットを抜去し，腎盂カテーテルの分岐ファネルに20mLシリンジ注射器をつけた18G針を入れ，コッヘルでファネルを挟み込み造影剤を注入する（図7）。この方法だとガイドワイヤーを挿入した状態で造影が可能である。腎盂内にカテーテルが挿入できていることを確認して，腎盂バルーンを2～3mL程度膨らませる。

　ガイドワイヤーを抜去して，30mLのカテーテルチップで腎盂内を軽く洗浄する。

　腎盂カテーテルを皮膚に2針ほど絹糸で固定する。

術後管理

出血・血尿

　腎盂カテーテルを挿入でき，尿管が閉塞しているのであれば，多くの場合腎盂内に凝血塊がたまり閉塞することで止血される。血塊でカテーテルが詰まり尿が出てこなくても，止血された後，凝血塊が自然溶血することで尿が後から出てくる。PCN施行中出血が多かったときは，術後採血にてHbの変化・バイタルに注意する必要がある。術後数日経ってからカテーテルからの出血が止まらないときは，仮性動脈瘤を形成している可能性もあるので，躊躇せずに造影CTを施行して，状況に応じて血管塞栓術をする。

周囲臓器損傷

気胸[3]：上腎杯を狙った肋骨上からの穿刺をしない限りほとんど起こりえない。万が一気胸になっても多くが保存的に経過をみることができるが，必要時には胸腔トロカーを関係科に依頼する。尿ドレナージ目的のPCNでは，第12肋骨より頭側からは穿刺しないこと

図7 腎盂カテーテルからガイドワイヤーを入れたまま造影する方法

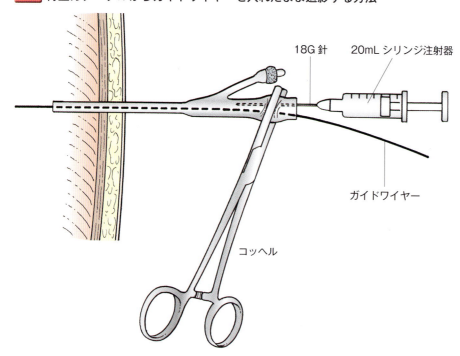

が肝要である。

腸管損傷[4]：結腸損傷はまれな合併症であり，術前の腹臥位CTによる腸管の位置確認で回避できる。左側の下行結腸が腎下極で回り込んでいることがあるので，左下腎杯を狙ったPCNでの腸管損傷の発生が多い。同側の腎臓手術歴のある症例・やせ形の高齢者で，特に馬蹄腎の症例は注意が必要である。術中に腸管が造影され気づくこともあるが，多くは術後に判明する。カテーテルから便様のものの排出・血便・下痢・発熱，ときに腹膜炎症状でみつかることがある。腹腔内を経由しているときは開腹手術が必要であるが，後腹膜腔経由であれば多くは保存的に治癒可能である。後腹膜腔経由のときは尿路と糞路の交通を遮断することが大切である。尿管ステントおよび尿道カテーテルを留置するなどして尿の流出路を確保した後に，腎盂カテーテルを腸管内に引き戻す。腎盂カテーテルを腸管内に戻すことができないときは後腹膜腔にドレーンを留置する。患者を絶食として広域スペクトラムの抗菌薬を投与すると同時に経静脈栄養管理とする。状態が落ち着いたら（術後7日以降くらいから）少しずつカテーテル・ドレーンを浅くして，自然閉鎖を期待する。

文献

1) 高沢亮治, 北山沙知, ほか: 半側臥位での腎瘻造設術. 臨泌 2014; 68: 369.
2) Inoue T, Kinoshita H, Okada S, Hamamoto S, Taguchi M, Murota T, Matsuda T; SMART Study Group: Wideband doppler ultrasound-guided mini-endoscopic combined intrarenal surgery as an effective and safe procedure for management of large renal stones: a preliminary report. Urology 2016; 95: 60-6.
3) Kyriazis I, Panagopoulos V, et al: Complications in percutaneous nephrolithotomy. World J Urol 2015; 33: 1069-77.
4) Akubulut F, Tok A, et al: Colon perforation related to percutaneous nephrolithotomy from diagnosis to treatment Urolithiasis 2015; 43; 521-6.

IV 上部尿路の手術

上部尿路腫瘍に対する経尿道的手術

すずかけセントラル病院腎・泌尿器内視鏡治療センター長　麦谷荘一

腎盂尿管癌に対する標準的治療は腎尿管全摘除術であるが，近年のEndourologyの発達により経尿道的内視鏡手術の適応が拡大し，low gradeの限局性筋層非浸潤性癌では内視鏡手術による腎温存手術が行われるようになってきた[1,2]。

適応，禁忌

腎盂尿管癌に対する内視鏡治療の到達法は，経皮的と経尿道的アプローチの2方法がある。経皮的の治療は，尿路外に腫瘍細胞播種の危険性があるため，アクセス困難な腫瘍を除けば経尿道的治療が選択されることが多い。以前は，大きな腫瘍・下腎杯腫瘍・尿路変向術後は経皮的治療が選択されることが多かったが，最近の尿管鏡開発技術の進歩により，下腎杯腫瘍も経尿道的アプローチにて到達可能になった。

内視鏡治療の適応は，2018年版欧州泌尿器科学会(European Association of Urology；EAU)のガイドライン[3]では単発，腫瘍径2cm未満，low grade，CT uro-graphyで浸潤を認めない腫瘍で，厳密なfollow upを要することに同意している患者を推奨している。さらに技術的なこととして，内視鏡治療にはレーザーと軟性尿管鏡を有する環境下での手術を推奨している。2017年版までは腫瘍径の適応は1cm未満であったが，そのカットオフ値が2018年版では2cmに拡大した[3]。一方，単腎あるいは腎機能障害患者の適応は，case-by-caseとなっている（表1）。

2014年に本邦診療ガイドライン(腎盂・尿管癌)の初版が発刊された[4]。尿管鏡下腎温存手術の適応は，単腎あるいは両側性に発生した局所限局性腎盂尿管癌，また腎機能障害あるいはperformance status(PS)が不良な症例に対して腎機能温存，透析導入回避の目的に腎温存手術は考慮される治療法であると記され，imperative caseの治療法としてグレードC1で推奨している。また対側に健常腎を有する場合においても，腫瘍径1cm以下の単発腫瘍で，low grade，low stageと診断された症例に対しては，十分な経験を有する治療医のもと腎温存手術を考慮してもよいと追記されている。適応症例は2017年以前のEAUガイドラインにほぼ追随した形となっており，本治療に関してきわめて慎重な対応となっている。

これら内外のガイドラインに共通して重要なことは，low grade・low stage腫瘍のみ本

表1 手術適応(EAUガイドライン)

個数	単発
腫瘍径	2cm未満
細胞診	low grade
尿管鏡腫瘍生検	low grade
CT urography	非浸潤性

治療が推奨されていることである。従って，腫瘍の病理組織学的評価が行われていない症例や，high gradeあるいは浸潤性腫瘍は，本治療の適応外で腎尿管全摘除術が推奨される。

術前検査　表2

　術前に，遠隔転移のない，筋層非浸潤性の限局癌であることをCTやMRIで確認しておく。診療ガイドライン[4]では，CT urographyを行うことが推奨されている。

　症例によっては，術前に尿管鏡検査を行い腫瘍の局在，個数，腫瘍形状の観察や腫瘍生検による腫瘍gradeを評価しておくと，治療方針の決定に有用である。一期的に診断・治療を行う場合は術前に行う必要はない。

術前準備　表3

　機器としては基本的にはビデオシステム，先端外径8Fr以下の硬性尿管鏡と軟性尿管鏡，レーザー出力装置を準備する。

●尿管鏡

　尿管鏡には，硬性尿管鏡と軟性尿管鏡がある。尿管口への挿入は，より細径（先端外径8Fr以下）であるほうが，尿管口の拡張を要さず容易である。一般的に，中部および下部尿管腫瘍の治療に用いるのは硬性尿管鏡である。一方，腸骨稜より中枢側の上部尿管および腎盂・腎杯腫瘍には軟性尿管鏡を使用する。最近新しく開発された新世代の軟性尿管鏡は先端外径7.5Fr以下で，彎曲角を大きくしている（270°以上）。この改善により下腎杯へのアプローチが容易になり，操作器具をワーキングチャンネルより挿入しても軟性尿管鏡の可動性を損なわないため，以前に比べ下腎杯病変の治療が容易になった。

●尿管アクセスシース（UAS）

　軟性尿管鏡を使用する場合は，尿管アクセスシース（ureteral access sheath；UAS）を準備する。UASをあらかじめ尿管内に挿入・留置し，効率よく内視鏡操作を行う。手術中の頻回に及ぶ軟性尿管鏡の挿入・抜去操作が容易になる。また内視鏡とシースの間の隙間を灌流液が通過するため，腎盂内圧の過度の上昇を防ぐことができる。

●治療装置

　治療装置はレーザー出力装置と細径レーザーファイバー（200μm）を準備しておく。灌流液は生理食塩水を使用する。レーザー出力装置は，蒸散主体のホルミウム・ヤグ（Ho:YAG）レーザーと凝固主体のネオジウム・ヤグ（Nd:YAG）レーザーが装備されていると有用であ

表2　術前検査

画像検査	限局性非浸潤癌の確認
尿細胞診	Gradeの確認
膀胱鏡検査	随伴膀胱腫瘍の確認
尿管鏡検査	腫瘍生検でGradeの確認

表3　術前準備

尿管鏡	硬性尿管鏡，細径軟性尿管鏡
治療装置	レーザー出力装置
尿管鏡関連機器	尿管アクセスシース，細径レーザーファイバー，電気凝固端子（3Fr），尿管鏡用生検鉗子（3Fr）

る。

　細径レーザー導光ファイバーは，レーザーファイバーの柔軟性を増したため，使用する軟性尿管鏡の可動性を損なわないので，下腎杯病変も治療できるようになった。

　止血操作にNd:YAGレーザーが使用できない場合は，電気凝固装置を準備しておく。電気凝固装置を用いる場合は，尿管鏡ワーキングチャンネルより挿入可能なBall tip electrode（2Frないし3Fr）を準備しておき，灌流液をウロマチックに変更する必要がある。

手術のアウトライン

1. 治療場所
2. 麻酔
3. 体位
4. 膀胱鏡
5. 硬性尿管鏡の挿入
6. 尿管アクセスシース（UAS）の挿入
7. 軟性尿管鏡の挿入
8. 病理組織学的検査
9. 腫瘍凝固蒸散術
10. レーザー出力セッティング
11. 尿管ステント留置

手術手技

1 治療場所

　尿管鏡手術を施行する場合，術中に尿管の屈曲・蛇行など尿管の状態，あるいは術後尿管ステントの位置確認などでX線透視は必須であり，治療はX線透視が可能な手術室で施行する。

2 麻酔

　通常，腰椎麻酔，硬膜外麻酔，全身麻酔などの適切な麻酔下に施行する。検査のみならず同時に治療を行う場合は，腎の呼吸性移動を管理するうえでは全身麻酔で行うほうが安全に施行できる。

3 体位

　経尿道的手術は，砕石位で行う。

4 膀胱鏡

　尿管鏡手術に先立って，膀胱鏡検査を行う。膀胱鏡にて随伴した膀胱腫瘍の有無を確認する。膀胱腫瘍を認めた場合は，経尿道的膀胱腫瘍切除術（transurethral resection of the bladder tumor；TURBT）を優先して行う。尿管鏡手術を同時に行うか，後日に行うかは膀胱腫瘍の性状，病期診断による。随伴膀胱腫瘍を外来で見落とす場合も想定して，あらかじめ術前にTURBTのインフォームドコンセントも取得しておく。

5 硬性尿管鏡の挿入（「TUL」の項も参照）

　患側尿管口に硬性尿管鏡を挿入する。上部・中部尿管腫瘍や腎盂腫瘍の場合でも，軟性尿管鏡を使用する前に硬性尿管鏡にて中・下部尿管の腫瘍の有無を確認する。この操作により患側尿管口や下部尿管が拡張される。

DO NOT

尿管には生理的狭窄部が存在し，また下部から中部尿管にかけては三次元的な彎曲を呈している。硬性尿管鏡やUASを挿入する際に，これらの解剖学的特徴を理解する必要がある。尿管の屈曲部などで脆弱な尿管壁を容易に穿孔してしまうことがある（図1）。直視下に尿管内腔を注意深く観察しながら，尿管粘膜を損傷しないように内視鏡を進める。無理な操作は決して行わない。

Advanced Technique

- 患側尿管口に硬性尿管鏡を挿入する場合は，ガイドワイヤー（GW）を使用して硬性尿管鏡を尿管口に挿入する。GWがなくても挿入が可能なら直接挿入してもよい。最近の硬性尿管鏡は，先端外径が6Fr台のものが主流であるので，直接挿入も可能である。
- 盲目的に硬性尿管鏡を挿入すると尿管穿孔の危険性があるため，各ガイドラインでは，セーフティガイドワイヤー（SGW）の留置を推奨している。SGWは，①屈曲した尿管を直線化する，②尿管の連続性を確保し，尿管損傷や尿管断裂を起こした場合にステント留置を可能とするという2つの目的で留置する。

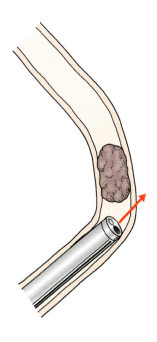

図1 硬性尿管鏡の挿入
直視下に尿管内腔を注意深く観察しながら，内視鏡を進める。無理な操作は決して行わない。特に中部尿管は穿孔を起こしやすいので注意する。

6 尿管アクセスシース(UAS)の挿入（「TUL」の項も参照）

軟性尿管鏡を使用する場合は，先にUASをガイドワイヤー下に挿入する。UAS挿入操作は透視下に行う。まずUASの内筒か付属の尿管ダイレーターをガイドワイヤーに通して挿入し，抵抗が強い場合はUAS外径サイズの小さなものを選択する。UAS外筒先端の位置は軟性尿管鏡先端の屈曲を妨げない位置に置く（図2）。尿管腫瘍の場合は腫瘍からおおむね1椎体下方に，腎盂・腎杯腫瘍の場合は腎盂尿管移行部より下に置く。腎盂尿管移行部より上では軟性尿管鏡先端の屈曲を妨げ，下腎杯へのアクセスが困難になる。

Advanced Technique

- UASの外径は12～14Frを基準とする。UASの内径が11Fr未満では，使用する軟性尿管鏡によっては操作性と灌流が悪くなることに注意する。UAS外筒は親水性のため滑りを良くするために，挿入前にしっかり水に濡らす。GWに通して尿管走行に沿ったイメージを心がけて挿入する。
- UASを用いないで軟性尿管鏡手術を行うと，合併症と軟性尿管鏡破損の危険性が高くなる。観察のみで短時間で終了できる症例でなければ，UASを使用したほうがよい。

7 軟性尿管鏡の挿入（「TUL」の項も参照）

UAS内に軟性尿管鏡を挿入する。UASから尿管内へ進入する際は，回転と先端の屈曲で尿管腔を正面にとらえながら内視鏡を進める。

8 病理組織学的検査

尿管鏡を病変部位あるいは病変疑い部位に挿入し，生検・治療を行う前に生理食塩水による洗浄細胞診を提出する。細胞診の提出は，組織検体が採取困難（検体量不十分や生検鉗子アクセス困難）な場合に診断の補助に有用であるとともに，上皮内癌(cartinoma in situ；CIS)の診断にも有用である。

図2 尿管アクセスシースの挿入
尿管アクセスシース外筒先端の位置は，軟性尿管鏡先端の屈曲を妨げない位置に置く。尿管腫瘍の場合は腫瘍からおおむね1椎体下方に置く。

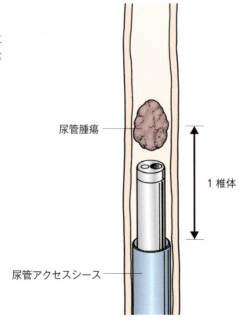

次に，病変部において尿管鏡用生検鉗子(通常3F鉗子)を用いて病変組織の採取を行う。ただし採取できる検体は微小なので，取り扱いに注意する。微小生検標本からの正確な病期診断は困難なため，腫瘍の組織学的異型度(grade)を評価する。

Advanced Technique

- 不十分な生検検体のため組織診断ができないことを回避するため，病理に提出する検体は複数必要である。腫瘍の観察は可能であるが，ワーキングチャンネルに生検鉗子を挿入すると，腫瘍にアクセス困難な場合も多いので，洗浄細胞診の提出は必要不可欠である。尿管鏡生検による異型度診断は，最終的な病期診断に相関すると報告されている。また尿管鏡生検は，治療方針を決定する際にも役立つとの報告もあるので可能な限り生検を行う。
- 生検操作により出血のため視野が悪くなることがある。この場合はNd:YAGレーザーを用いて止血する。正確な出血部位を特定できないことが多いので，腫瘍全体を凝固するように照射すると止血される。Nd:YAGレーザーが使用できない場合は電気凝固で止血する。

9 腫瘍凝固蒸散術（図3，4）

経尿道的内視鏡治療とは実際には腫瘍凝固蒸散術のことを意味する。経尿道的にレーザー照射で癌組織を焼灼する術式のことをいう。

まず腫瘍本体が大きい場合は，Nd:YAGレーザーを用いて腫瘍の凝固壊死，縮小を図る（図3）。次に腫瘍基部をレーザー(主にHo:YAGレーザー)を用いて治療する(図4)。治療の実際は切除というより蒸散である。

尿管腫瘍の治療には尿管壁が薄いので，組織深達度が低い(0.5 mm以下)Ho:YAGレーザーによる治療が適している。腎盂・腎杯の大きな腫瘍には組織深達度が高い(5〜6 mm)Nd:YAGレーザーが適している。Nd:YAGレーザーは凝固壊死による腫瘍蒸散が主体である(表4)。

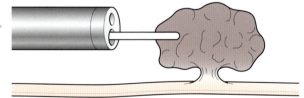

図3 腫瘍凝固蒸散術①
腫瘍本体をNd:YAGレーザーを用いて，凝固壊死・縮小を図る。

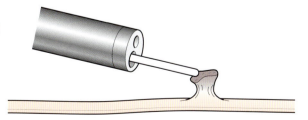

図4 腫瘍凝固蒸散術②
腫瘍基部を主にHo:YAGレーザーを用いて蒸散・切除する。

Advanced Technique

- Ho:YAGレーザーを用いて蒸散・切除中に出血した場合は，随時Nd:YAGレーザーに変更して（足元のペダル操作でレーザー出力変換可能）止血操作を行い，止血が完了したら再度Ho:YAGレーザーに戻して腫瘍蒸散・切除を継続する（図5）。Nd & Ho:YAGレーザー併用により，出血の少ない良好な視野の下で手術を施行することができる。
- 初回治療1ヵ月後にsecond-look ureteroscopy（2nd-look URS）を行う。残存腫瘍があれば再度内視鏡治療を施行し，残存腫瘍が確認できなければ腫瘍基部の生検を施行する。ただし大きな腫瘍や多発腫瘍は複数回の手術を要することがある。

10 レーザー出力セッティング（表4）

Ho:YAGレーザーは組織深達度が低く（0.5mm以下），切開・蒸散・凝固能を有するため汎用されている。Ho:YAGレーザーの出力設定は，0.5～1.0 J/pulseおよび5～10 pulse/秒としている[1]。低出力から開始し，反応をみながら次第に上げていく。エネルギーを上げると切開・蒸散は強くなるが，出血や粘膜損傷が大きいため注意する。凝固壊死による腫瘍蒸散を要する場合は，凝固主体のNd:YAGレーザーを併用する。Nd:YAGレーザーの出力設定は，20Wの連続照射としている[1]。

Advanced Technique

レーザーファイバーは，細径を選択すると軟性尿管鏡先端の屈曲に干渉しにくい（特に下腎杯腫瘍に有用）。内視鏡で尿路内を進む際はレーザーファイバー先端を内視鏡内に納め，使用するときに視野に出して不慮の粘膜損傷を防ぐように注意する。

表4 レーザーの特徴

	Ho:YAG	Nd:YAG
組織深達度	0.5mm以下	5～6 mm
使用用途	蒸散，切除	止血，凝固壊死
出力設定	0.5～1.0 J/5～10 Hz	20W・連続

図5 Nd & Ho:YAGレーザー併用療法

Ho:YAGレーザーを用いて蒸散・切除中に出血した場合は，Nd:YAGレーザーに変更して止血操作を行い，止血が完了したら再度Ho:YAGレーザーに戻して腫瘍蒸散・切除を継続する。

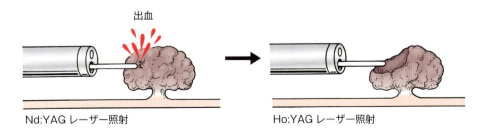

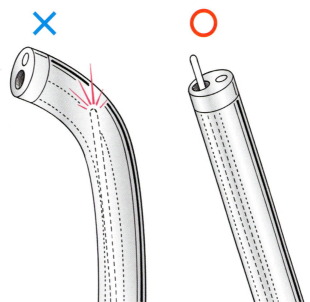

図6 レーザーファイバーの挿入
レーザーファイバーを挿入する際は，ワーキングチャンネルを損傷しないように軟性尿管鏡を可及的に直線化して挿入する。

DO NOT

軟性尿管鏡が屈曲した状態でレーザーファイバーを挿入してはならない（図6）。レーザーファイバーを挿入する際は，ワーキングチャンネルを損傷しないように軟性尿管鏡を可及的に直線化して挿入する。

11 尿管ステント留置

治療操作が終了したら止血を確認する。腎盂造影を行い，尿路外溢流の有無を確認する。最後に尿管ステントを留置して手術を終了する。

Advanced Technique

単腎症例あるいは大きな腫瘍のため手術時間を長く要した場合や，造影剤の尿路外溢流を認める症例，尿管狭窄症例は症例に応じてステントを長期留置する。

術後管理

周術期管理，合併症管理はTULに準じる（「TUL」の項も参照）。

術後 adjuvant 治療

治療後のadjuvant治療としてマイトマイシンCやBCGの上部尿路注入療法の治療成績の報告が散見されるが，明らかな再発予防効果の確証は得られていない[4]。

Follow up

現時点では，内視鏡治療後の経過観察のプロトコールで統一されたものはない[4]。上部尿路の局所再発率が高い（15〜90％）ため[3]，3カ月後，6カ月後，以後2年間は6カ月ごと，

その後1年ごとに尿細胞診，膀胱鏡，尿管鏡の検査を少なくとも5年間継続することが推奨されている[4]。

Advanced Technique

初回治療後60日以内の2nd-look URSで癌検出率が51.2%であったとして[5]，2nd-look URSが勧められているが，ルーチン検査ではない[3]。

おわりに

本治療は適応症例を十分に検討して施行すべきであり，施行する際には十分なインフォームドコンセントを取得することが肝要である。

文献

1) Mugiya S, Maruyama S, et al: Retrograde endoscopic laser therapy for transitional cell carcinoma of the upper urinary tract. Int J Urol 2003; 10: 371-6.
2) Mugiya S, Ozono S, et al: Retrograde endoscopic laser therapy and ureteroscopic surveillance for transitional cell carcinoma of the upper urinary tract. Int J Urol 2006; 13: 1-6.
3) Roupret M, Babjuk M, et al: EAU guidelines on upper urinary tract urothelial carcinoma 2018. European association of Urology, 2018.
4) 日本泌尿器科学会(編): 腎盂・尿管癌診療ガイドライン2014年版. メディカルレビュー社, 2014.
5) Villa L, Cloutier J, et al: Early repeated ureteroscopy within 6-8 weeks after a primary endoscopic treatment in patients with upper tract urothelial cell carcinoma: preliminary findings. World J Urol 2016; 34: 1201-6.

IV 上部尿路の手術

腎癌に対するFocal Therapy

兵庫医科大学放射線科助教　**髙木治行**
兵庫医科大学放射線科主任教授　**山門亨一郎**
兵庫医科大学泌尿器科学講座主任教授　**山本新吾**

　近年，各種画像診断の進歩により，偶然発見される小径腎癌の頻度が増えてきている[1]。これらの小径腎癌に対しては近年，腎機能温存を目的とした腎部分切除術が推奨されるようになってきている[2]。しかし，病変が腎深部に位置している場合には，腎部分切除は技術的に困難な場合がある。また，腎癌患者の多くは高齢や種々の合併疾患などの理由で，全身麻酔や手術のリスクが高い症例も少なくない。
　一方，腎癌に対するfocal therapyは，全身麻酔や手術のリスクが高い患者に対してもQOLを損なうことなく治療を行うことができ，腎機能温存に優れるという利点がある。本項では，腎癌に対するfocal therapyについて解説する。

適応，禁忌

　本邦では，腎癌に対するfocal therapyは主に凍結治療（cryoablation）とラジオ波凝固治療（radiofrequency ablation；RFA）が施行されている。前述のように腎癌治療の原則は手術であり，小径腎癌を認める症例において，一般的な手術が困難である，またはリスクが非常に高い場合に，focal therapyの良い適応となる。また，von Hippel-Lindau病などの理由で将来的に腎癌の再発を繰り返す可能性が高く，できるだけ腎機能を温存しつつ治療を行う必要がある場合にも，focal therapyは有用である。さらに，一口にfocal therapyといっても凍結治療とRFAでは大きく異なるため，それぞれの特徴を考慮しながら治療適応を検討する（表1）。
　Focal therapyを行っても予後改善が期待できない症例，止血困難例，活動性感染合併例は，通常，focal therapyの適応外である。

術前検査，術前準備

　腎focal therapyの術前検査は，一般手術に準ずる。特に，腎機能および血小板数や凝固機能検査は必須である。血小板数5万/μL以上，プロトロンビン時間国際標準比（PT-INR）

表1 凍結治療とラジオ波治療の比較

	凍結治療	ラジオ波治療
診療形態	保険診療	保険外診療
疼痛	ほとんどない	あり
治療範囲の視認	視認可能	視認困難
治療時間	2～3時間	1.5～2時間
頻度の高い合併症	出血	尿路・神経損傷

1.5未満が安全にfocal therapyを施行できる目安である[3]。この基準を満たしていない場合には，術前に濃厚血小板や新鮮凍結血漿の投与を考慮する。抗血小板薬や抗凝固薬の服用は必ず中止する。

小径腎腫瘍のなかにはオンコサイトーマ，血管筋脂肪腫，後腎性腺腫などの良性腎腫瘍も含まれている。Frankらは外科的切除を行った腎腫瘍のうち3cm以下の腫瘍の25％，1cm以下の腫瘍の44％に良性腎腫瘍が含まれていたことを報告した[4]。このため，focal therapyを施行する症例では，癌の診断確定に加え，サブタイプの評価やgradingなどを評価する目的で腎腫瘍生検を行う。腎腫瘍生検は通常，治療前に行うが，出血や播種のリスクを低減させるために，あえて治療直後に行う場合もある[5]。

術前画像としては，ダイナミックCTまたはMRIを撮影し，治療施行時の体位や穿刺経路を事前に十分検討しておく。腫瘍径が4cmを超える場合には，術前に動脈塞栓術の併用を検討する[6]。

術中・術後の尿の性状や量を観察するため，導尿バルーン留置は必須である。腫瘍が尿路に接し，focal therapyによる尿路損傷のリスクが高い症例では，事前に尿管ステントを留置しておき，治療中に冷却または加温した生理食塩水を灌流させることで，尿路損傷を回避しうる（図1）。

治療のアウトライン

1. 麻酔
2. 体位
3. 腫瘍が他臓器と接している場合の対応

図1 尿管ステント留置による治療
ⓐ 左腎に2.2cmの腎癌を認め，上部尿管に近接している(矢印)。
ⓑ 術前に尿管ステント(矢頭)を留置した後に，ラジオ波凝固治療を施行。
ⓒ 治療後の造影CTでは腫瘍濃染は消失し，尿管損傷も認められない(矢印)。

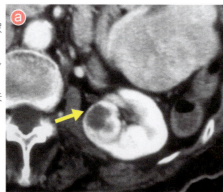
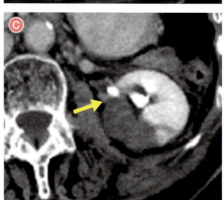
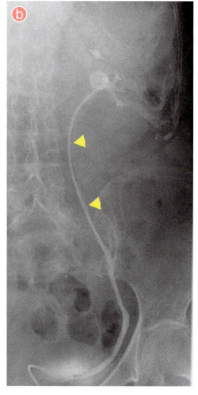

治療手技

1 麻酔

腎focal therapyは通常，局所麻酔下に行う。著者らの施設では，術中の鎮静にはデクスメデトミジンを用い，疼痛対策には適宜フェンタニルを投与している。電極針ないし凍結針はCTまたはMRIなどの画像ガイド下で穿刺し，腫瘍の位置や隣接臓器との位置を把握しながら手技を進める。

2 体位

治療時には，適切な患者の体位を選択することが重要である。われわれは腎focal therapy施行時の体位は腹臥位を基本としている。しかし，腎上極に位置する腫瘍の場合には経胸腔穿刺となってしまう場合があり，このような場合にはCTのガントリーを手前に傾けて穿刺を行うgantry tilt techniqueや，患側臥位の体位をとることで，経肺穿刺を回避しやすくなる。腫瘍が腎外側や背側に位置している場合には，背臥位で手技を行う場合がある。また，腎外側に位置する腫瘍が腸管に隣接している場合には，体位を健側臥位とすることにより腸管と腫瘍の間に十分な距離を保つことができ，安全に治療施行可能な場合がある。

3 腫瘍が他臓器と接している場合の対応

腫瘍が尿路と接している場合には，前述のように事前に尿管ステントを留置しておき，RFAの場合は冷却，凍結治療の場合は加温した生理食塩水を灌流させながら治療を行う（図1）。体位変換を行っても腫瘍が腸管に隣接している場合には，前傍腎腔または腎周囲腔に5％ブドウ糖液を注入して腫瘍と腸管を離した後に治療を行う（hydrodissection）（図2）。この際，5％ブドウ糖液に少量の造影剤を混和することで，腫瘍と隣接臓器と

図2 hydrodissectionを施行した治療
ⓐ 左腎下極に2.6cmの腎癌を認め，腸管に近接している（矢印）。
ⓑ 健側臥位にすると腫瘍と腸管がやや離れたが，まだ近い（矢印）。
ⓒ 18G-PTC針を腎周囲腔に刺入し，少量の造影剤を混ぜた5％ブドウ糖液を注入しhydrodissectionを施行。hydrodissectionにより，腫瘍と腸管の距離を十分保つことができた。電極針（矢頭）を刺入してラジオ波凝固治療を施行。
ⓓ 治療後の造影CTでは腫瘍濃染は消失し，腸管損傷も認められない（矢印）。

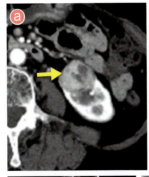
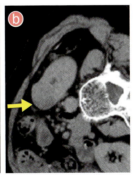
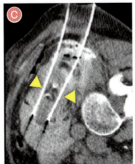
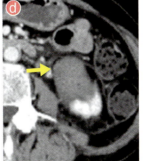

の位置関係の把握が容易となり，出血との鑑別にも役立つ。Hydrodissectionは尿管損傷や陰部大腿神経障害を回避する際にも有用である。

術後管理

治療後は腹帯を巻き，翌日までベッド上安静とする。治療翌日の血液検査で問題がなければ離床を進め，通常は2～3日後には退院可能である。

Focal therapy後のfollow-upは，画像が中心となる。造影効果の消失をもって治療効果良好と判断する。造影CTで20HU以上の造影効果がみられた場合や，造影MRIで15％以上の造影効果増強が認められた場合には，腫瘍の残存や再発の可能性があるため，生検による診断確定や追加治療を検討する[7,8]。ただし，凍結治療の場合には，たとえ腫瘍が十分凝固領域に含まれていたとしても3カ月は腫瘍濃染が残存することがあるため，治療効果判定の際に注意を要する。

初期治療効果良好と判断された後も，局所再発や転移の早期発見のため，治療後1年間は3カ月ごとに画像でのfollowを行う[9]。また，まれに遅発性再発の報告もあり[10]，最低でも5年間は経過を観察する必要がある[9]。

合併症

Focal therapyは低侵襲治療であり，合併症の発生頻度は外科的治療と比べて少なく，程度も軽微なものが多い[11,12]。治療を要する大きな合併症の頻度は，RFAでは4～5％，凍結治療では5～8％と報告されており，発生頻度は同程度である[13,14]。ただし，合併症の内容はモダリティにより異なり，RFAでは神経損傷（1～4％）や尿路損傷（2～3％）の頻度が高い一方，凍結治療では出血（2～7％）の頻度が高い[13,14]。

治療成績

T1a腎癌に対するRFA後の無再発生存率は5年：87～98％，10年：92～94％と報告されており，複数の後ろ向き比較研究やメタアナリシスにおいて，腎部分切除や腎摘出術と比べ遜色のないことが報告されている[15～18]。一方，T1b腎癌に対するRFA後の無再発生存率5年：81～88％，10年：50～88％と報告されており，外科的治療と比べ同程度またはやや劣る結果が報告されている[15,17,19,20]。経皮的凍結治療の生存率に関するまとまった報告はまだ少ないが，GeorgeadesらはT1aおよびT1b腎癌に対する凍結治療後の腎癌関連5年生存率はいずれも100％であったと報告した[21]。また，Caputoらは，T1b腎癌に対する凍結治療と腎部分切除の比較では，凍結治療のほうが有意に局所再発率が高率であったが，生存率は同程度であったことを報告した[22]。しかし，各治療の前向き比較試験やランダム化比較試験はほとんど行われておらず，今後さらなる検討が必要である。

文献

1) Jayson M, Sanders H: Increased incidence of serendipitously discovered renal cell carcinoma. Urology 1998; 51: 203-5.
2) Campbell S, Uzzo RG, et al: Renal Mass and Localized Renal Cancer: AUA Guideline. J Urol 2017; 198: 520-9.
3) Krokidis ME, Orsi F, et al: CIRSE Guidelines on Percutaneous Ablation of Small Renal Cell Carcinoma. Cardiovasc Intervent Radiol 2017; 40: 177-91.
4) Frank I, Blute ML, et al: Solid renal tumors: an analysis of pathological features related to tumor size. J Urol 2003; 170: 2217-20.
5) Hasegawa T, Kondo C, et al: Diagnostic Ability of Percutaneous Needle Biopsy Immediately After Radiofrequency Ablation for Malignant Lung Tumors: An Initial Experience. Cardiovasc Intervent Radiol 2016; 39: 1187-92.
6) Yamakado K, Nakatsuka A, et al: Radiofrequency ablation combined with renal arterial emboliza-

tion for the treatment of unresectable renal cell carcinoma larger than 3.5 cm: initial experience. Cardiovasc Intervent Radiol 2006; 29: 389-94.
7) Silverman SG, Lee BY, et al: Small (< or = 3 cm) renal masses: correlation of spiral CT features and pathologic findings. AJR Am J Roentgenol 1994; 163: 597-605.
8) Karam JA, Ahrar K, et al: Radiofrequency ablation of renal tumours with clinical, radiographical and pathological results. BJU Int 2013; 111: 997-1005.
9) Wah TM: Image-guided ablation of renal cell carcinoma. Clin Radiol 2017; 72: 636-44.
10) Zagoria RJ, Pettus JA, et al: Long-term outcomes after percutaneous radiofrequency ablation for renal cell carcinoma. Urology 2011; 77: 1393-7.
11) Rivero JR, De La Cerda J 3rd, et al: Partial Nephrectomy versus Thermal Ablation for Clinical Stage T1 Renal Masses: Systematic Review and Meta-Analysis of More than 3,900 Patients. J Vasc Interv Radiol 2018; 29: 18-29.
12) Munz D, Strassner T: Propane activation by palladium complexes with chelating bis (NHC) ligands and aerobic cooxidation. Angew Chem Int Ed Engl 2014; 53: 2485-8.
13) Atwell TD, Schmit GD, et al: Percutaneous ablation of renal masses measuring 3.0 cm and smaller: comparative local control and complications after radiofrequency ablation and cryoablation. AJR Am J Roentgenol 2013; 200: 461-6.
14) Atwell TD, Carter RE, et al: Complications following 573 percutaneous renal radiofrequency and cryoablation procedures. J Vasc Interv Radiol 2012; 23: 48-54.
15) Liu N, Huang D, et al: Percutaneous radiofrequency ablation for renal cell carcinoma vs. partial nephrectomy: Comparison of long-term oncologic outcomes in both clear cell and non-clear cell of the most common subtype. Urol Oncol 2017; 35: 530.e1-530.e6
16) Takaki H, Yamakado K, et al: Midterm results of radiofrequency ablation versus nephrectomy for T1a renal cell carcinoma. Jpn J Radiol 2010; 28: 460-8.
17) Psutka SP, Feldman AS, et al: Long-term oncologic outcomes after radiofrequency ablation for T1 renal cell carcinoma. Eur Urol 2013; 63: 486-92.
18) Katsanos K, Mailli L, et al: Systematic review and meta-analysis of thermal ablation versus surgical nephrectomy for small renal tumours. Cardiovasc Intervent Radiol 2014; 37: 427-37.
19) Chang X, Zhang F, et al: Radiofrequency ablation versus partial nephrectomy for clinical T1b renal cell carcinoma: long-term clinical and oncologic outcomes. J Urol 2015; 193: 430-5.
20) Takaki H, Soga N, et al: Radiofrequency ablation versus radical nephrectomy: clinical outcomes for stage T1b renal cell carcinoma. Radiology 2014; 270: 292-9.
21) Georgiades CS, Rodriguez R: Efficacy and safety of percutaneous cryoablation for stage 1A/B renal cell carcinoma: results of a prospective, single-arm, 5-year study. Cardiovasc Intervent Radiol 2014; 37: 1494-9.
22) Caputo PA, Zargar H, et al: Cryoablation versus Partial Nephrectomy for Clinical T1b Renal Tumors: A Matched Group Comparative Analysis. Eur Urol 2017; 71: 111-7.

Ⅴ 下部尿路の手術

Ⅴ 下部尿路の手術

膀胱瘻造設術

琉球大学大学院医学研究科医科学専攻腎泌尿器外科学講座助教　木村　隆

経皮的膀胱瘻造設術

適応，禁忌

①尿閉状態で経尿道的な尿道カテーテル留置もしくは導尿が困難な場合（尿道外傷，尿路奇形，高度尿道狭窄，骨盤内悪性腫瘍による下部尿路閉塞など）。
②男性で長期にわたる尿道カテーテル留置が必要な状態かつ尿道皮膚瘻や外尿道口裂傷などがみられる場合，もしくは前立腺炎や精巣上体炎などの尿路感染症を繰り返す場合。

術前準備

術中のバイタルサインの急激な変化に備えて，血管確保と各種薬剤（昇圧薬や硫酸アトロピン）を準備する。
また，下記物品をあらかじめ準備する。
①エコー
②マーキングペン
③尖刃メス（11番）
④ペアン鉗子
⑤膀胱瘻キット（ピッグテール型，マレコット型，バルーン型など）
⑥蓄尿バッグ
膀胱瘻キットがない施設ではほかに穿刺針，ガイドワイヤー，筋膜ダイレーターを準備する。

手術のアウトライン

1. 超音波検査で穿刺部位の確認
2. 体位と消毒
3. 麻酔と試験穿刺
4. 皮膚切開と筋膜剥離
5. 穿刺とカテーテル留置
6. 固定と位置確認

手術手技

1 超音波検査で穿刺部位の確認

　超音波検査にて膀胱の位置，尿の貯留状態，皮膚から膀胱までの距離を測定する。穿刺予定部位に腸管がないかどうか，特に男性の場合は膀胱内に突出する前立腺がないかどうかを確認する。穿刺部位は通常，恥骨2横指頭側であるが，下部腹部手術の既往がある場合には膀胱が偏位していることもあるため，超音波検査で確認した最適な部位にあらかじめマーキングを行う。

　膀胱内の尿貯留が不十分な場合は十分な補液を行うか，尿道からの操作が可能な場合は消毒後に尿道カテーテルを介して生理食塩水を膀胱内に注入する。膀胱内の十分な尿貯留が不可能な場合は開放手術による膀胱瘻造設が選択される。

2 体位と消毒

　仰臥位にて下腹部から外陰部にかけて広く消毒を行う。

3 麻酔と試験穿刺

　あらかじめマーキングした穿刺予定部位を中心に1％キシロカイン®で局所麻酔を行う。皮膚および皮下の麻酔終了後，皮膚に対して垂直方向に穿刺ルートに沿って膀胱まで局所麻酔を行う。次に軽く陰圧をかけながら膀胱を穿通し，尿が引けるまで試験穿刺を行う。試験穿刺で尿を吸引しすぎると膀胱が虚脱して本穿刺が困難になるため，吸引は最小限にとどめる。

4 皮膚切開と筋膜剥離

　穿刺予定部位に尖刃にて1cm程度の皮膚切開を加え，ペアン鉗子で腹直筋前鞘を左右に剥離する。

5 穿刺とカテーテル留置

　穿刺一体型の膀胱瘻造設キット（ピッグテール型，マレコット型，バルーン型）を使用する。

　穿刺直前に超音波検査にて尿が十分貯留していることを再度確認する。尿貯留が十分でない場合は腸管穿刺の合併症につながる（図1）ため，再度尿貯留を待つか，経尿道的に生理食塩水の注入を行う。無抑制収縮を伴う神経因性膀胱の場合には，尿道カテーテル脇から尿が流出し，穿刺までに膀胱が虚脱してしまう可能性があるため，必要に応じて助手に軽く亀頭部を圧迫させ尿の流出を最小限にする。穿刺一体型の場合は筋膜と膀胱壁の穿通時にかなりの力を要するため，筋膜の剥離を十分に行っておく。

　穿刺のコツは腹壁に垂直，かつ速やかに行うことである（図2）。穿刺は緩徐に行うと膀胱壁が引き伸ばされてかえって穿刺が困難となるため，速やかに行うことが好ましい。また腸管損傷を避けるために穿刺部位が恥骨に寄りすぎたり，穿刺方向が過度に足側に向くと前立腺穿刺となる（図3）場合があるため，垂直に穿刺することを心がける。

　尿の流出を確認後に針先をわずかに進め，内筒を抜去する。スプリット式の場合にはスプリットニードル内に十分にカテーテルを挿入し，カテーテルが抜去されないように気を

図1 穿刺（1）：膀胱内尿貯留が不十分な場合

穿刺前に超音波検査にて尿が十分貯留していることを確認する。
尿貯留が十分でない場合は，穿刺針が腹腔内を通過して腸管穿刺の合併症につながる可能性がある。

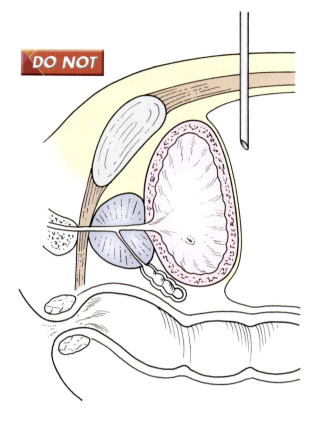

図2 穿刺（2）：正しい穿刺

穿刺前に超音波検査にて尿が十分貯留していることを確認し，恥骨結合上縁から2横指頭側の位置で腹壁に垂直かつ速やかに穿刺する。

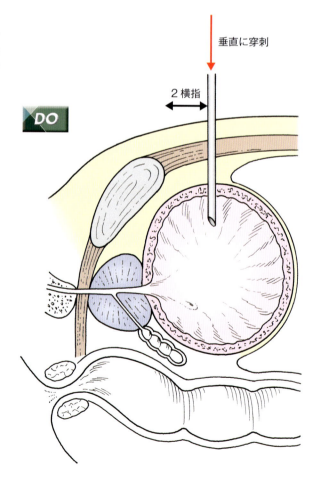

図3 穿刺（3）：穿刺方向が足側方向に向きすぎた場合

腸管損傷を避けるために穿刺部位が恥骨に寄りすぎたり，穿刺方向が過度に足側に向くと前立腺穿刺となる。

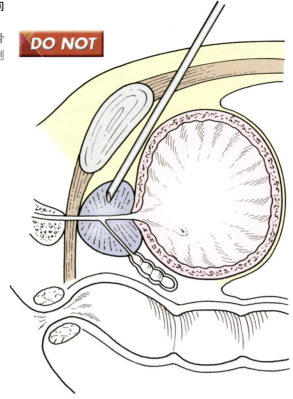

つけながら，ニードルを2つに分割しながら抜去する。ピッグテール型，マレコット型の場合は牽引により抜けやすいため，固定が終了するまではしっかりと保持をする。

> **Advanced Technique**
>
> ・膀胱瘻造設キットがない施設では18G外筒付き穿刺針を穿刺し，内腔にガイドワイヤーを挿入した後（図4）に，筋膜ダイレーターで筋膜を十分に拡張する。ガイドワイヤーは，途中で抜去されないように透視で確認しながら十分に挿入する。筋膜ダイレーターでの拡張は刺入部に近い位置を把持し，皮膚に垂直に回転させながら拡張することが肝要である。次にガイドワイヤーを介して先穴式の膀胱瘻カテーテルを膀胱内に留置する。
> ・経尿道的操作が可能な症例では，あらかじめ軟性膀胱鏡を挿入し，膀胱内腔から直視下に観察しながら穿刺，カテーテルの留置を行う方法がある（図5）。メリットは，より確実で安心な穿刺が可能になることとカテーテルを適切な位置で固定することができることである。

6 固定と位置確認

　膀胱洗浄にて生理食塩水の注入，回収ともスムーズであることを確認する。バルーンカテーテル型の場合は，バルーンのカフの部位まで十分に挿入されていないと膀胱外でバルーンが膨らみ，膀胱虚脱とともにカテーテルが抜去される場合があるため注意を要する（図6）。またカテーテル位置が深すぎると膀胱刺激症状を伴うことがある。カテーテル先端が前立腺部に位置すると，尿の流出障害につながる（図7）ため適切な深度を確認する。穿刺部位付近で1〜2針固定し，さらに腹壁にカテーテルをテープで固定する。

図4 advanced technique（1）：
膀胱瘻造設キットがない場合

透視や超音波検査で確認しながらガイドワイヤーを挿入する。ガイドワイヤーは拡張中に抜去されないように十分な長さを挿入する。

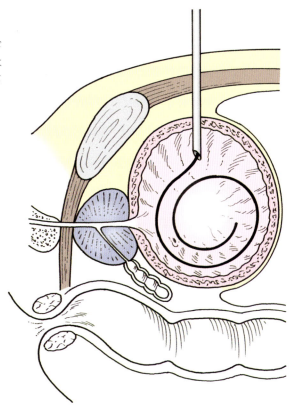

図5 advanced technique（2）：
軟性膀胱鏡での観察下の穿刺

経尿道的操作が可能な場合は軟性膀胱鏡を挿入し，膀胱内腔から直視下に観察しながら穿刺，カテーテルの留置を行う方法がある。メリットは，より確実で安心な穿刺が可能になることとカテーテルを適切な位置で固定することができることである。

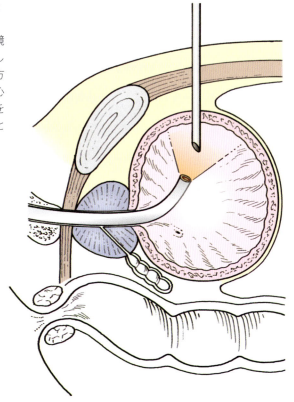

図6 カテーテル位置異常（1）

バルーンカテーテル型の場合は，カテーテル先端とカフの位置が1cm程度離れている場合が多い。バルーンのカフの部位まで十分に挿入されていないと膀胱外でバルーンが膨らみ，膀胱虚脱とともにカテーテルが抜去される場合がある。

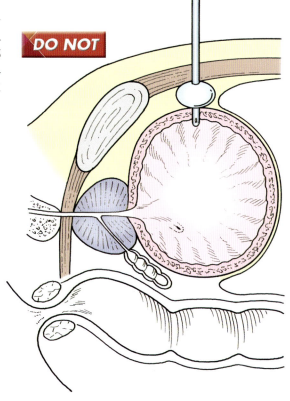

図7 カテーテル位置異常（2）

カテーテルを深く入れすぎると，カテーテル先端が前立腺部に位置し，尿の流出障害となる場合がある。

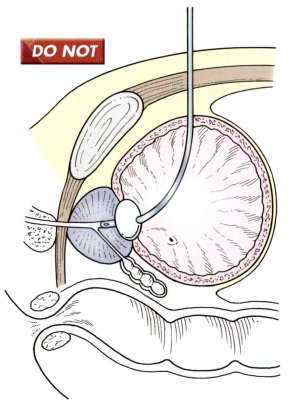

術後管理

　カテーテルの捻じれや屈曲による閉塞に気をつける。また術後早期は血尿の状態に注意し，閉塞の可能性が高い場合には必要に応じて膀胱洗浄や止血剤の投与を行う。尿のドレナージを良好にするため，蓄尿バッグは必ず膀胱の位置よりも低く配置する。ピッグテール型，マレコット型の場合は牽引により容易に抜けるため，腹壁への固定をしっかり行うとともに看護師，患者本人に牽引しないように指導する。

膀胱瘻造設のトラブルシューティング

●尿の流出がない場合

以下の4つの可能性がある。
①カテーテルの捻じれや屈曲による閉塞
②血尿による閉塞
③カテーテル位置異常
④前立腺穿刺

　超音波検査でカテーテルの先端の位置，膀胱内尿貯留の有無を確認する。カテーテルが膀胱内に留置されているにもかかわらず，膀胱内に尿の貯留を認める場合は，①もしくは②を考える。③の位置異常の場合は，a) カテーテルが浅すぎて腹壁内に位置している場合とb) カテーテルが深すぎてカテーテル先端が前立腺内に位置している場合の2通りが考えられる。カテーテルの位置によっては生理食塩水の注入はスムーズにできることがあるが，回収は通常困難である。バルーン型カテーテルのときは，超音波検査で確認しながらバルーンを一度虚脱させて，再度適切な位置で固定をし直すことが必要である。ピッグテール型やマレコット型のときは，深すぎる場合には位置の調整が可能なことが多いが，浅すぎてカテーテルが膀胱前腔に位置する場合には，再挿入が困難で再度の穿刺が必要になることがある。

開放手術による膀胱瘻造設

適応，禁忌

　適応は経皮的膀胱瘻造設と同様であるが，経皮的膀胱瘻が困難な場合は開放手術を選択する。具体的には下腹部手術歴や放射線照射歴があり，腸管の癒着などで膀胱前面に腸管が位置する場合や高度な萎縮膀胱の場合などである。

術前準備

　手術直前に下腹部の剃毛を行う。尿道操作が可能な例では尿道カテーテルを留置しておく。

手術のアウトライン

1. 麻酔
2. 体位と消毒
3. 皮膚切開と膀胱の同定
4. 膀胱切開
5. カテーテル挿入と固定

手術手技

1 麻酔

腰椎麻酔か全身麻酔で行う。

2 体位と消毒

仰臥位にて下腹部から外陰部にかけて広く消毒を行う。

3 皮膚切開と膀胱の同定

恥骨上2横指頭側から5cm程度の下腹部正中切開を加える。皮下組織を電気メスで切開し，鉤で左右に分けると腹直筋前鞘が露出される。

腹直筋前鞘を縦方向に5cm程度切開し，腹直筋を左右に分けて膀胱前腔に入る。尿道カテーテルが挿入されている場合は，生理食塩水を注入しクランプすると膀胱の同定が容易となる。膀胱が虚脱している場合は誤って腹膜を切開する可能性があるため，腹膜を十分に上方に圧排，剥離しておく。

4 膀胱切開

切開予定部位の左右に2-0バイクリル®で支持糸をかけて（図8），支持糸を牽引しながら間を1cm程度切開する。膀胱内腔に入ると尿の流出を認めるため十分に吸引する。

図8 膀胱切開
膀胱壁を露出し，切開予定部位の左右に2-0バイクリル®で支持糸をかけて，支持糸を牽引しながら間を1cm程度切開する。

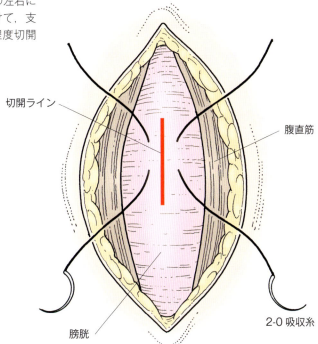

5 カテーテル挿入と固定

　16～18Fr程度の腎盂バルーンを膀胱内腔に挿入し，バルーンを膨らませる。カテーテル挿入部の両端で，膀胱壁全層を2-0吸収糸にて1～2針単結紮縫合し膀胱壁を閉鎖する。この際，バルーンを針で割らないようにカテーテルをやや奥に挿入する。腹直筋は1号吸収糸で縫合閉鎖し，皮膚を縫合するとともにカテーテルも皮膚に縫合固定する。

術後管理

　経皮的膀胱瘻造設と同様である。創部の疼痛を訴える場合は適宜鎮痛薬を使用する。

文献

1) 東武昇平, 有働和馬, ほか: 膀胱瘻造設と管理. 臨泌 2017; 71: 962-6.
2) 善本哲郎: 腎瘻造設/膀胱瘻造設. 泌尿器科ケア 2014; 19: 101-6.
3) 長岡 明, 富田善彦: 開放手術による膀胱瘻造設. 臨泌 2005; 59: 375-9.
4) 橋本 博: 経皮的膀胱瘻造設術. 臨泌 2005; 59: 369-73.

V 下部尿路の手術

膀胱癌の手術
確実なstagingと再発を減らすTURBTの基本手技

奈良県立医科大学泌尿器科学教室助教　**三宅牧人**
奈良県立医科大学泌尿器科学教室教授　**藤本清秀**

経尿道的膀胱腫瘍切除術（transurethral resection of the bladder tumor；TURBT）単独治療後の膀胱内再発率は30～70％と文献的に報告されている[1]。もちろん，膀胱癌の生物学的特性もあるが，TURBTは内視鏡下の膀胱温存手術であり，切除範囲や方法に明確な基準もなく，感覚的判断によって行われる手術である。微小病変の見落としや上皮内癌（carcinoma in situ；CIS）など平坦病変の存在といった視覚的な弱点もあり，不完全な切除による残存腫瘍の存在は再発の要因となるため，可能な限り初回TURBTでの完全切除を目指したい。

術者がレジデントの場合と専門医の場合では再発率に差が生じ，手技の標準化を目的とした教育プログラムにより成績が向上するとの報告もあり[2]，TURBTの手技の重要性を新たに認識したい。

最近ではNarrow Band Image®や蛍光膀胱鏡，あるいはバイポーラシステムも使用できるが，本項ではTURBT全般に共通する基本事項や留意点について述べる。

適応，禁忌

TURBTは膀胱癌の診断と治療のために施行されるが，診断には適切な切除標本，治療には完全切除が求められ，原則初回TURBTでこの目的を果たすことが望ましい。TURBTは比較的低侵襲な手術であり，特に禁忌となる症例はないが，糖尿病，血栓症，尿路感染症，尿道狭窄などの併存疾患を伴う症例では術後リスクに対応する。そして，繰り返しのTURBTは患者にとっては大きな負担になる。

●筋層非浸潤癌
術前の膀胱鏡と画像所見により筋層浸潤が否定的な腫瘍の初期治療が適応となる。病理学的に筋層浸潤を否定するためには，正確な診断が可能となる標本を採取する。腫瘍サイズ・個数にかかわらず完全切除による根治を目指す。

●筋層浸潤癌
膀胱全摘除術の適応判断の根拠となるstagingを目的とした場合や，全身化学療法や放射線治療前に腫瘍容積の減少を目的として施行する。

●その他
積極的な癌の根治を目的とせず，出血のコントロールや排尿困難の解消など症状緩和を目的に実施する。

●second TUR
初回TURBTでTa・T1 high grade腫瘍と診断された症例に対して広く実施されている。T1 high grade腫瘍に対するsecond TURによる病理学的腫瘍残存率は25～75％とされ，T2以上にup-stageする症例は3～20％との報告がある。ガイドラインでは病理所見がT1 high gradeであった場合，あるいは切除切片に筋層成分が含まれていない場合には

second TURBTが推奨されている。

　実施時期について初回TURBTから3〜8週（4〜6週が最多）の間に実施される。しかしながら，初回TURBTでsecond TURに相当する範囲と深さまで切除しておけば，多くの症例でsecond TURは不要になる。Ta high grade腫瘍に対するsecond TURの必要性についても議論が残る。また，初回TURBTの手術病理所見を頼りにsecond TURの切除域を決めることの意義は不明であり，術中内視鏡所見を重視すべきである。

術前検査，術前準備

　CTやMRIなど画像診断の技術進歩とともに，腫瘍の広がりや深達度，あるいは多発性など術前の診断精度が向上しており，造影MRIや拡散強調像は有用である。ただし，TURBT施行後は組織の炎症によって，CTやMRIでは深達度が評価できなくなるため，筋層浸潤が疑われる症例では事前に画像診断を行っておく。

　術前の膀胱鏡所見を踏まえて，TURBT直前に画像評価を行い，併存する上皮内癌の有無，壁内尿管や下部尿管への進展の有無，膀胱壁の厚みや太い栄養血管も確認し，切除範囲の設定および出血や膀胱穿孔など合併症の発生リスクを把握しておく。

　血流豊富な非常に大きい腫瘍に対しては，TURBT前に選択的動脈塞栓術（transcatheter arterial embolization；TAE）を行うことで腫瘍を縮小させておくと，出血が抑制され手術時間を短縮することができる。

手術のアウトライン

1. 麻酔，体位
2. 内視鏡の確認と挿入
3. 膀胱内の観察
4. 腫瘍切除
5. 切除組織片の回収
6. 止血と尿管確認
7. 膀胱粘膜ランダム生検，前立腺部尿道生検
8. 尿道カテーテル留置
9. 膀胱洗浄と灌流

手術手技

1 麻酔，体位

　腰椎または全身麻酔で行う。腫瘍が大きく2時間以上の手術時間が想定される場合や認知症などにより体動が予想される場合は全身麻酔が望ましい。

　砕石位で行うため，股関節の可動性に問題がないか事前確認しておく。側壁腫瘍の場合は，対側の下肢を大きく開脚するが，十分に開脚できないと内視鏡操作が制限されるため，下肢を腹側に挙上することでワーキングスペースを得る。

　尿管口近傍や側壁の腫瘍であれば，腰椎麻酔においては患側閉鎖神経ブロックを併用する。全身麻酔の場合は，麻酔科医と相談のうえ筋弛緩薬を使用する。

2 内視鏡の確認と挿入

　通常は26Frのシース，ワーキングエレメント，スコープから構成される硬性鏡を用い，切除時は角度30°以下のスコープを用いる。

尿路上皮癌は，尿道を含めた全尿路に多発する可能性があり，盲目的な挿入は避け，直視下に尿道や膀胱頸部を観察しながら挿入する。

　男性では膜様部尿道遠位部が狭窄の好発部位であり，内視鏡が通過しない場合もある。無理に挿入すると尿道の虚血，損傷あるいは偽尿道が生じ，以降の経尿道的アプローチが困難となる。狭窄があった場合は狭窄部をブジー拡張かコールドナイフで切開し，状況に応じてガイドワイヤーを併走させ内視鏡を進める。

3 膀胱内の観察

　術前の膀胱鏡検査からTURBTまでの期間が長ければ，新たな腫瘍が出現している可能性もあるが，外来での無麻酔膀胱鏡検査での見落としがないかを，麻酔下に膀胱内を十分観察することが重要である。

　憩室や肉柱形成が顕著な症例，膀胱頸部近傍腫瘍の場合では，腫瘍を見落としやすいので，適宜70°や120°のスコープあるいは軟性鏡を用いて観察する。

4 腫瘍切除

　目標は，広く深く切除することで完全切除（complete TURBT）に近づき（図1a），再発・進展を抑制することである。

　多発例は個々の腫瘍切除に終わらず，多発する領域を広く切除（field resection）する（図1b）。

図1 complete TURBTとfield resection
ⓐ complete TURBTのイメージ（広く深い切除）
ⓑ field resectionのイメージ（多発する領域の切除）

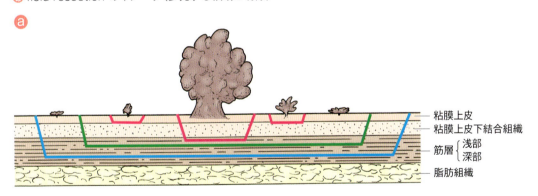

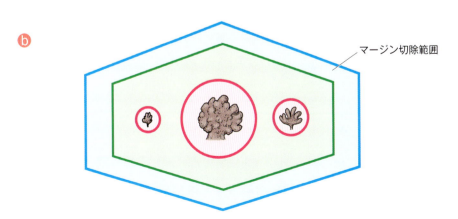

腫瘍の部位，サイズ，形態に応じて角度や形状の異なるループ（図2）を用いることで，無理なく安全に切除する。長方形型ループは切除面が平坦で広く切除できるため，術野が見やすくなり，大きな乳頭状腫瘍の切除に適する。

　切除時の工夫として，ループを内視鏡画面の端に固定した状態（図3）で，シース全体をゆっくり手前に引くようにして切除すると，切除中に切片が視野の真ん中に隆起して視界を妨げることなく，一定の深さに揃えて安全に切除できる。

　マージンから順に切除すると，筋層の深さを切除断端面で確認できるので穿孔を生じにくい。

　膀胱壁が彎曲する後壁や頂部は，切除面に対して手やループの動きが接線方向とならず，切除操作が難しくなる。このようなときは，ループの角度やベッドの高さを調節し，ワーキングエレメントも上下反転させたほうが操作しやすい。

図2 切除ループ電極（ⓐ）および凝固止血用電極（ⓑ）

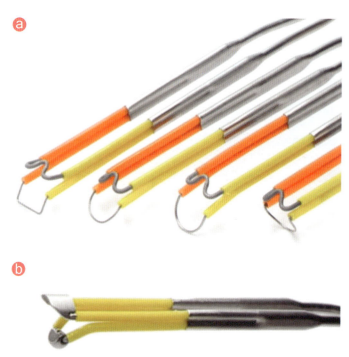

（Bipolar Resectoscope System, KARL STORZ 製）

図3 ループ電極は内視鏡画面端に固定

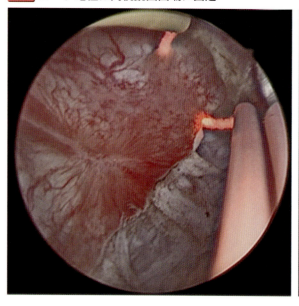 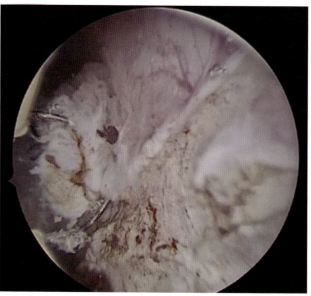

膀胱壁は過伸展させず，切除しやすい適度な伸展や厚みに調整する。気泡や出血が視野を妨げない程度に灌流液の注入・排出バランスを調整し，患者の下腹部の緊張を常に確認する。

深部筋層では脂肪組織と筋組織が交錯しており，脂肪組織が透見されても直ちに穿孔・経尿道的切除（transurethral resection；TUR）反応という状況ではない（図4）。下腹部の緊張に異常がなければ，灌流液を調整しながら手術を継続する。通常，広範囲の脂肪組織や骨盤内筋肉の露呈，あるいは腹膜穿孔では溢流によるTUR反応が生じる。

> **Advanced Technique**
> ・切除ループは内視鏡画面の端に固定し，シース全体で円弧を描くように切除する。
> ・後壁や頂部では，灌流液の注入・排出を調節し，適切な膀胱の膨らみを保つと，切除しやすい。
> ・視野と切除面に対するループ/シースの角度を選択する。

以下に，腫瘍形態，大きさ，深達度を考慮したTURBTの基本的な手順を記載する。

●乳頭型有茎性腫瘍
1cm未満の小さい腫瘍：腫瘍本体を茎部と浅部筋層を含めて一塊に切除する。
1〜3cmの中間腫瘍：腫瘍茎部に直接アプローチせず，2〜3ループ分の側方マージンから順番に切除を行う。
3cm以上の大きい腫瘍：腫瘍茎部を視野にとらえにくい場合は，まず腫瘍本体の上部や側方を切除して，茎部が視野に入るようにする。いきなり腫瘍中央を後方のループが見えないところから盲目的に切除すると，腫瘍後方の膀胱壁を損傷・穿孔することがあり危険である（図5）。大きな乳頭状腫瘍の膀胱内突出部を無秩序に切除すると，出血点を見失い止血に難渋する。止血しづらいときは，出血部位の手前から周辺を平坦に切り開き，視野を広げることで血管断端を確実に同定する。また，腫瘍茎部が十分見えるなら，先に手前から茎部の栄養血管を処理するのもよい。多発例が多く，field resectionを意識して広いマージンを付けた切除を行う。

図4 深部筋層の合間に透見される脂肪組織（穿孔ではない）

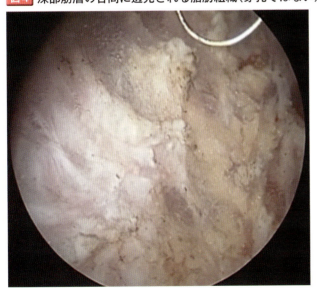
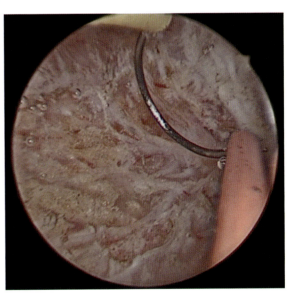

図5 腫瘍後方の膀胱壁損傷

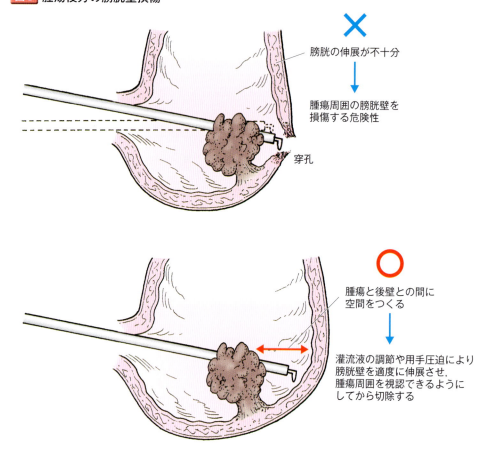

Advanced Technique

多発例や大径腫瘍では，主病変周囲に微小病変や平坦病変が存在することが多いので，腫瘍個々のtumor resectionだけでなく，多発例では腫瘍が散在する領域のfield resectionを意識し，大きな腫瘍では広いマージンを付けて深部筋層まで切除を行う。

●結節型有茎性腫瘍

・手順は前記の乳頭型有茎性腫瘍と同様であるが，結節状腫瘍はT1以上の膀胱癌である可能性が高く，微小な粘膜固有層や筋層に浸潤を伴う可能性があり，深部筋層まで切除する。

・浅部筋層の切除では，焦げ目のつく茶褐色組織は残存する粘膜固有層か腫瘍組織であり，T1以上の腫瘍が疑われる場合は残さずに切除する（図6）。膀胱周囲脂肪組織が透見できるまでの深部筋層の十分な切除が，診断と治療のいずれにおいても重要である。

Advanced Technique

・切除に先立ち，マージンを含めた切除予定部をマーキングしておく。
・マージンから切除を開始し，その横を順に腫瘍側に向かって切除していけば，常に一定の深さで安全な切除が可能である。
・大きな腫瘍では，先に上部を切除して，基(茎)部，底部，筋層へ切除を深めていく。

● 結節状広基性腫瘍

- 病理診断や筋層浸潤のstagingが目的であり，周囲マージンから切除を開始して，固有筋層まで確実に切除する．後治療に向けての腫瘍容積の減少を目的とするなら，可能な限り腫瘍本体を切除する．
- T2腫瘍で温存と根治を目指すなら，膀胱内腔に隆起する腫瘍を端から順に切除し，T1腫瘍と同じように深部筋層を残さずすべて切除する．
- 筋層浸潤癌は間質や筋層に浸潤しているが，多数の大きな血管があることは少ない．このため出血は比較的少なく，出血を恐れずに積極的な切除を行い，後の化学療法や放射線療法に委ねる．

● second TUR

- 膀胱内を十分観察し，瘢痕部周辺の残存腫瘍や新規病変を確認する．
- 瘢痕部の粘膜は浮腫状で，底部は瘢痕・壊死組織で覆われているが，壊死組織を剥がし初回TURBTでの切除の深さを確認しておく．
- 切除瘢痕部から2ループ分のマージンをとり，浮腫状の辺縁粘膜とマージンから切除を開始する．初回TURBTで切除した深さに留めず，さらに深部筋層まで切除する（図7）．

図6 筋層に付着する茶色の凝固組織（矢印）（粘膜下腫瘍組織）

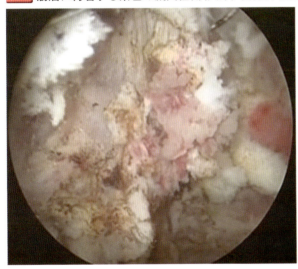
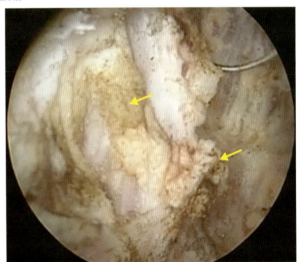
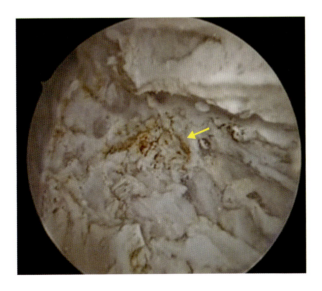

図7 second TURBT の手順

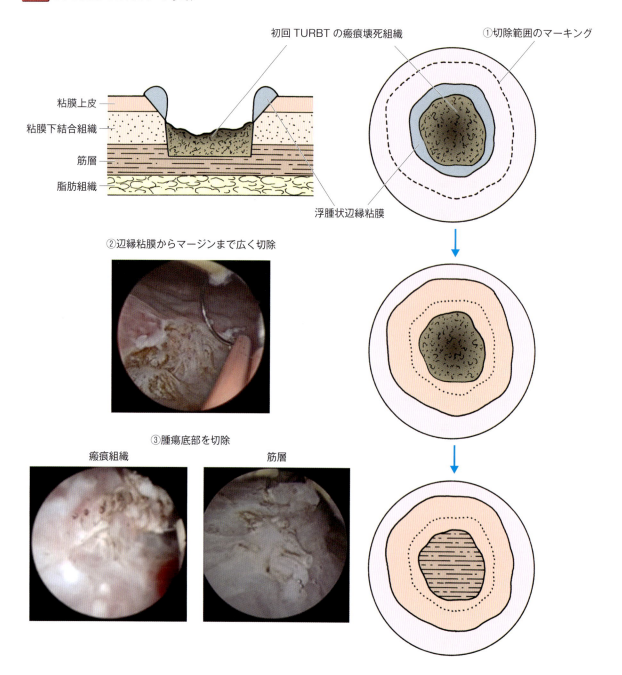

Advanced Technique

- second TURでは瘢痕組織を剥がし，底部を確認してから，マージンより順に切除する。
- 初回TURBTの切除深度にもよるが，最深部は脂肪組織が透見できるまで十分切除する。

5 切除組織片の回収

　多発性腫瘍の場合は，腫瘍ごとに異型度や深達度はしばしば異なる。多発腫瘍では腫瘍個々に，また大きな腫瘍では浅部と深部など採取部位に分けて，診断的意義の重要な切片は分別回収し，粘膜／筋層の方向を虫ピンやマーカーインクで示した標本を提出する。

病理への依頼書には，腫瘍の広がりや筋層浸潤など，診断で重視している点を検体に応じて記載しておく。

6 止血と尿管確認

過剰な凝固は創傷治癒遅延や強い瘢痕化を招き，萎縮膀胱や慢性炎症に至ることがあるため，切除部を広範囲に止血するのではなく，切除辺縁部粘膜層を中心に，出血部位をポイントで確実に止血する。また，切除面の滲む出血に対しては，アイロン型の止血用凝固電極（図2b）が便利である。

尿管口は熱変性し狭窄をきたすこともあるので，切除・凝固の際は尿管口を確認する。また，尿管口に腫瘍がある場合は尿管口を含めて一塊に切除する。TURBT後，インジゴカルミン静注により尿管口からの青色尿の流出を確認する。後三角部から側壁に広がる腫瘍では，壁内尿管の損傷の有無も確認しておく。通常，壁内尿管は尿管口から後外側に走るので，同部位では浅い切除を繰り返せば損傷せずに壁内尿管を同定できる（図8）。

7 膀胱粘膜ランダム生検，前立腺部尿道生検

ランダム生検は，多発性腫瘍，尿細胞診陽性，CISが疑われる症例では推奨される。生検にはコールドカップ鉗子を使用する。系統的生検では三角部，後三角部，後壁，右壁，左壁，頂部，前壁の計7カ所から生検を行う。生検部には癌細胞の播種による再発リスクが高いとされる。一方，三角部や膀胱頸部に腫瘍がある場合，後に膀胱全摘を予定しており，尿道温存可否の判断を要する場合は，膀胱頸部から横の前立腺部尿道5時と7時をTUR生検する。

8 尿道カテーテル留置

広範囲に深部切除を施行した場合など血尿を伴う場合は，術後灌流ができるよう3wayカテーテルを留置しておく。それ以外は通常2wayカテーテルとする。

図8 尿管の温存

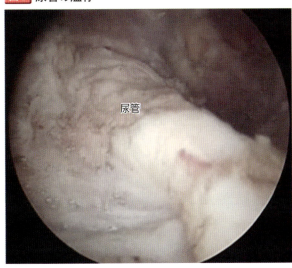
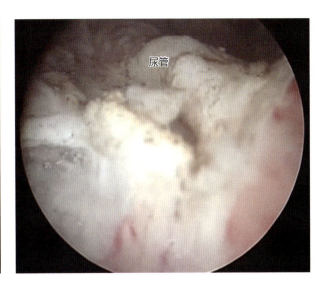

9 膀胱洗浄と灌流

膀胱内に貯留する灌流液を完全に排液し，生理食塩水で洗浄する。出血が強い場合は，再度止血を追加し，血尿の程度に応じて持続灌流を行う。

術後管理

膀胱穿孔に伴う膀胱外への尿溢流に注意するとともに，血塊や組織片によってカテーテルが閉塞し，過伸展した膀胱からの再出血やさらなる溢流にも注意する。特に膀胱灌流中は液量のイン・アウトバランスに注意する必要がある。貧血，電解質異常の進行，あるいはバイタルサインの悪化を認める場合は再止血術を考慮する。カテーテルは血尿や刺激症状に応じて2〜5日後に抜去する。

文献
1) 三宅牧人, 藤本清秀: 膀胱癌に光力学診断は有用か？ EBM泌尿器疾患の治療 2015-2016, p105-11.
2) Brausi M, Sylvester R, et al: Does the surgeon have an impact in the outcome of patients with Ta-T1 TCC of the bladder? Results of an EORTC quality control study on TURBT. Eur Urol 2001; 39 (Suppl 5): 119 (abstract 466).

V 下部尿路の手術

膀胱癌の手術
経尿道的膀胱腫瘍一塊切除術（TURBO）

横浜市立市民病院泌尿器科部長　太田純一

適応，禁忌

　腫瘍の数が2〜3個以内，3cm以下の膀胱腫瘍が良い適応である。大きな腫瘍は一塊切除可能でも回収が困難である。後壁，側壁は膀胱筋層が厚く穿孔のリスクが低いが，特に高齢者の頂部〜前壁は筋層が薄く穿孔に注意が必要である。

　膀胱腫瘍が多発している場合は，main tumorをstaging目的に経尿道的膀胱腫瘍一塊切除術（transurethral resection of bladder tumor in one piece；TURBO）にて一塊切除し，他は通常の経尿道的膀胱腫瘍切除術（transurethral resection of the bladder tumor；TURBT）を行う。また3cmより大きい腫瘍は，隆起性病変を通常のTURBTにて切除を行い，腫瘍底部をstaging目的に一塊切除を行う。

　病理学的な評価は通常のTURBTよりも優れているが，大きな腫瘍は回収困難であり，適切な回収器具がないこと，腫瘍の部位により一塊切除の難易度が増すことが欠点といえる。

術前検査，術前準備

　通常のTURBTと同様である。安全に切除を行うために，術前にCTやMRIなどで深達度の評価を行う。画像上明らかな浸潤性病変がある場合は，TURBOではなくTURBTを行う。

手術のアウトライン

1. 麻酔
2. 使用器具
3. point marking
4. 粘膜切開
5. 腫瘍底切除
6. 止血
7. 検体回収
8. 検体処理

手術手技

1 麻酔

　腰椎麻酔または全身麻酔にて行う。腰椎麻酔の場合には必要に応じて閉鎖神経ブロックを併用する。

2 使用器具

　通常のTURBTに用いるresectoscopeを使用する。電極は針型（ポイント型）電極を用いる。電解質溶液下，非電解質溶液下いずれのシステムでも施行可能である。非電解質溶液下で行う場合には，膀胱穿孔を防ぐために切開の電圧を少し下げる。

　当院では，灌流式のresectoscopeを使用している。灌流式を用いることにより，視野を変えることなく連続して切除を行うことが可能である。

3 point marking

　腫瘍の辺縁より5〜10mmマージンを確保し，マーキングを行う。膀胱壁を伸展した状態でマーキングを行うと，検体回収時に腫瘍片からのマージンをほとんど確保できていないことを経験する。マーキングの際は膀胱を過伸展させないように行う。

　腫瘍が大きい場合，腫瘍の奥のマーキングができない場合がある。その際は見える範囲で手前からマーキング，粘膜切開を行い，腫瘍の可動性が得られてからマーキングを行う。狭帯域光観察（narrow band imaging；NBI）が可能なシステムであれば，適宜切り替えながらマーキングを行う（図1）。

4 粘膜切開

　マーキングをつなげるように，全周性粘膜切開を行う。粘膜だけでなく，粘膜下層を十分に切開し，筋組織を露出させることが必要である。電気メスの操作は，穿孔を防ぐために短時間ずつ通電を繰り返すtappingにて行っている。針型電極の先端を少し粘膜下に潜らせたまま，粘膜切開をつなげていく（図2）。粘膜下層を十分に切開すると，切除すべき腫瘍，粘膜片が中央に浮いてくるため，次の腫瘍底切除が行いやすくなる。

　膀胱壁は年齢，性別，部位により厚さが違う。高齢者，女性は膀胱壁が薄く，部位では三角部，後壁の低い位置では膀胱壁は厚く，頂部〜前壁は薄い。部位により粘膜切開の深さを調節する（図3）。

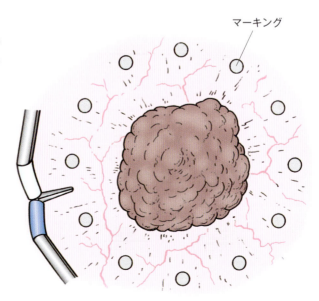

図1 point marking
腫瘍辺縁から均等にマージンを確保するのは意外と難しい。腫瘍の奥側のマージンは近接しやすいので，思い切って遠めに置くことがコツである。

図2 粘膜切開

針電極の先を少し潜らせたまま横方向に移動する。電極の根元まで挿入すると穿孔の危険がある。

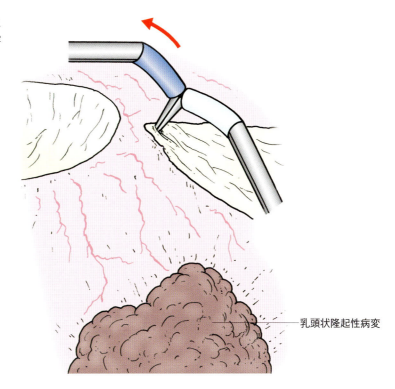

乳頭状隆起性病変

図3 粘膜と粘膜下層の切開

粘膜と粘膜下層を十分に切開する。粘膜・腫瘍が「島状」に浮いてくる。

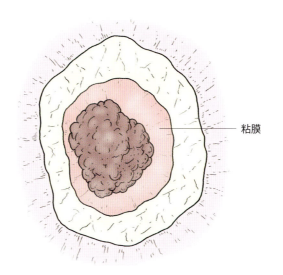

粘膜

5 腫瘍底切除

　筋層の表面から立ち上がる線維組織を切除する。初めはある程度膀胱を伸展させた状態で切除したほうが容易だが，腫瘍底部でやや深めの切除を意図する場合は，膀胱をあまり伸展させずに行ったほうが，より安全に筋層を含んだ深い切除を行うことができる（図4）。
　ある程度切除が進むと腫瘍片を電極やresectoscopeの外筒で挙上することができるようになるため，適切なカウンタートラクションをかけて効率よく切除を進める（図5）。また明らかに非浸潤性の小さな腫瘍の場合は，粘膜下層と筋層の間に疎な層が存在するため，剥離するように切除することも可能である（その場合，検体内に筋組織は含まれない）。ハイビジョンカメラシステムにおいてはNBIでも明るい視野が得られるため，マーキングを行った後，そのまま腫瘍底切除を行うことも可能である。NBI下のTURBOにおいては，

図4 腫瘍底切除

筋層の表面から立ち上がる線維組織を細かく切開していく。矢印のようになるべく長い距離続けて切開を行うと効率がよい。

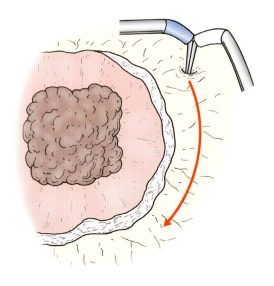

図5 切除ラインの確認

電極の柄の部分を使って，腫瘍片にカウンタートラクションをかける。切除面から「持ち上げる」イメージでトラクションをかける。

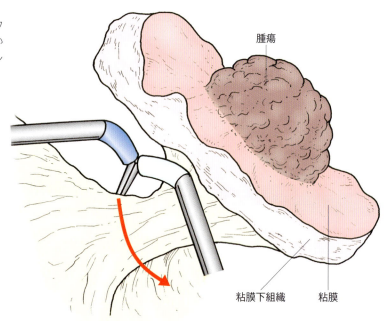

粘膜下組織がややピンク色，筋層は青黒く見えるため，切除ラインの確認に有用な可能性がある。

● どこから切除を始めるか？

　粘膜を全周切開した後に腫瘍底切除を行う場合，どこから切除を開始するのがよいだろうか？　腫瘍底切除では，腫瘍底面が見えることが必要である。

　後壁腫瘍の場合は，やはり手前（膀胱頸部側）から起こしていったほうがよいと思われる（図6a 矢印①）。しかし小さな腫瘍でない限り，1方向からのみの切除でTURBOを完遂することは難しい。後壁右側腫瘍の場合は腫瘍の左側（図6a 矢印②），後壁左側腫瘍の場合は腫瘍の右側（図6a 矢印③）からも切除を進めると腫瘍を起こしやすい。

　また側壁腫瘍は，手前（膀胱頸部側）から（図6b 矢印④），または上から（図6b 矢印⑤）起こしていくと腫瘍底の確認が容易である。高い位置（前壁寄り）の側壁腫瘍は，下から（図6b 矢印⑥）切り上げていくことも可能である。消化管腫瘍に対する内視鏡的粘膜下層剝離術（endoscopic submucosal dissection；ESD）においては，腫瘍の上から切除を開始し，重力を利用して腫瘍を授動するテクニックが用いられるが，TURは水中のため下

から切り上げていっても，浮力を利用して腫瘍底面を確認することができる。

TURBOにて一番難しいのは頂部付近の腫瘍である。頂部腫瘍は腫瘍底を確認することが困難であり，慎重に粘膜下組織を全周性に切除していくことが必要であり，同じ大きさの腫瘍でも頂部腫瘍の切除は時間がかかる。膀胱筋層も他の部位に比べると薄いため，頂部付近の腫瘍に対するTURBOは，他の部位である程度経験を積んでから施行することが望ましい。

> **DO NOT**
>
> 腫瘍底切除の際，近接した視野のみで切除を進めると，意図せず深い切除，あるいは浅い切除となり，深度が安定しない可能性がある。ときどきscopeを離して全体を見ることが必要である。腫瘍周囲の粘膜切開を初めに十分深めに行っておくと，切除深度の目標がわかりやすくなり切除の方向を間違えにくい。

図6 腫瘍底切除開始部位
ⓐ 後壁腫瘍における腫瘍底切除開始部位。
ⓑ 左側壁腫瘍における腫瘍底切除開始部位。

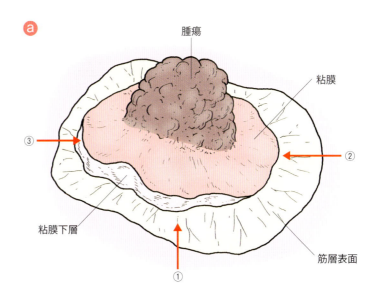

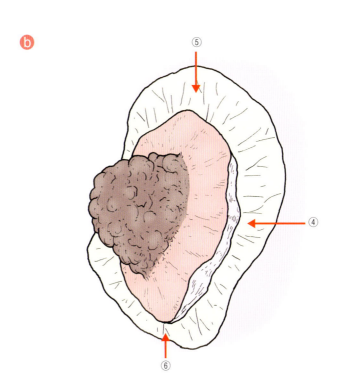

Advanced Technique

粘膜片が覆いかぶさり，切離底面から腫瘍の立ち上がる部位の確認が困難な場合がある。その際は，電極の柄の背面で粘膜片を挙上し（図7a），粘膜片を挙上しながら電極を回転させ（図7b），切離底面より立ち上がる線維組織を矢印の方向に切開する（図7c）。

図7 切除底面より腫瘍が立ち上がる部位の確認・切離

ⓐ矢印の向きに電極の背面で腫瘍片を挙上する。
ⓑ電極の左側を意識しながらローテーションする。
ⓒ矢印の方向に切除する。

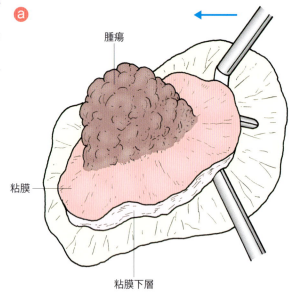
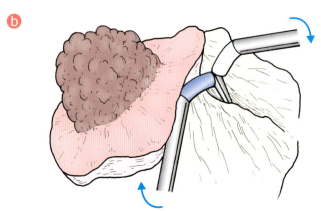
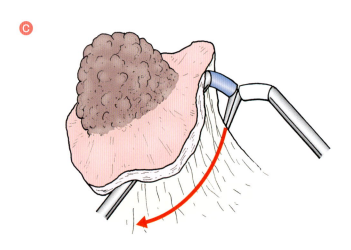

6 止血

通常のループ型電極，または止血用ボール型，ローラー型電極などを用いて止血を行う。切除範囲がそれほど広くなければ，針型電極を切除面と平行に倒してそのまま止血を行うことも可能である。

7 検体回収

小さな粘膜片は膀胱洗浄にて回収可能である。やや大きな腫瘍は異物鉗子や生検鉗子を用いて回収する。あらかじめ回収困難が予想される大きな腫瘍は，隆起性病変を通常のTURにて切除し，深達度診断のため腫瘍底部をTURBOにて一塊切除する。筆者の経験では25mm程度までの乳頭状腫瘍は回収可能だが，それ以上は一塊切除可能でも回収できない。結節状の硬い腫瘍も回収困難である。しかし平坦な粘膜病変は40mm程度の粘膜片であっても回収することが可能である。

8 検体処理

回収した検体は粘膜を十分引き延ばすようにコルクボードや板に貼り付けを行う。病理医には消化管腫瘍のESDと同様に深達度，マージンの評価を依頼する。検体回収する前に粘膜の一部にマーキングを行っておくと，貼り付けの際に検体の向きがわかり，マージン陽性となった部位が確認できる。当科ではコルクボードに矢印を書き，切り出しの方向を指定している（図8）。

術後管理

通常のTURBT術後対応と同様である。カテーテルは術後2～3日で抜去，特にカテーテル留置期間を延長する必要はない。

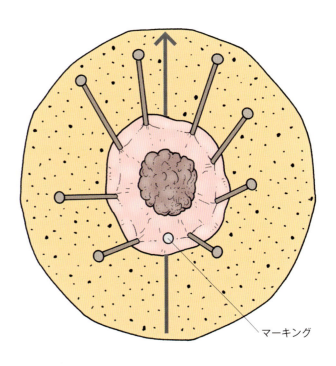

図8 検体の処理
粘膜は十分伸展させて固定する。図の検体は6時方向にマーキングを置いている。

V 下部尿路の手術

膀胱癌の手術
蛍光膀胱鏡によるTURBT

高知大学医学部泌尿器科学講座助教　福原秀雄
高知大学医学部泌尿器科学講座教授　井上啓史

　現在，光感受性物質や蛍光物質を用いた光力学技術が，癌の蛍光ナビゲーション技術として盛んに研究開発され臨床応用が広まってきている。これらの光力学技術には，光感受性物質だけでなく，専用の光力学診断装置も必要であり，これらの専用装置の発展も目まぐるしいものがある。

　体内に投与された光感受性物質や蛍光物質がリンパ節・腫瘍細胞・血流などに特異的に集積し，特定波長の光を照射し励起すると蛍光発光を示す。この光化学反応を医療技術に応用したものが光力学診断（photodynamic diagnosis；PDD）である。このような蛍光ナビゲーション技術により，正確な腫瘍の局在やリンパ節の同定，血流の評価などが術中にリアルタイムに可視化され，正確な情報を得ることで，より精度の高い正確な手術が可能となる。

　泌尿器科領域では海外ではすでに膀胱癌に対するPDDが実施されており，経尿道的膀胱腫瘍切除術（transurethral resection of the bladder tumor；TURBT）と併用することで，これまでの視認困難な病変の検出が可能となり，診断精度を向上させるとの報告がある。このようにPDDを併用することで，膀胱癌の病変の範囲を正確にとらえることができ，適切かつ正確な病変切除が可能となるため治療成績の向上が期待される。これまでの当教室におけるALA-PDDの取り組みを含めて，膀胱癌に対する蛍光膀胱鏡を用いたTURBTについて解説する。

光感受性物質（図1）

　第3世代の光感受性物質である5-アミノレブリン酸（5-aminolevulinic acid；ALA）は生体内において，ミトコンドリア内でサクシニルCoAとグリシンから合成される内因性ポルフィリン物質で，ヘモグロビンの共通前駆体である。このALAは生体のポルフィリン代謝経路によって代謝される。具体的には，このALAは細胞内に取り込まれると，ミトコンドリア内において光感受性物質のプロトポルフィリンⅨ（protoporphyrin Ⅸ；PpⅨ）に合成され，PpⅨはさらにフェロキラターゼなどによりヘムやビリルビンへと合成されていく。このPpⅨは光活性を有しており，青色の可視光（375～445nm）で励起されると，赤色蛍光（600～670nm）を発光する。これがALA-PDDの蛍光発光のメカニズムである[1,2]。

　正常細胞において，このPpⅨは代謝過程にフィードバック機構が働き，PpⅨの生合成は律速段階となる。そのため，正常細胞内には光感受性物質であるPpⅨは過剰集積を示さない。しかし，癌細胞におけるポルフィリン代謝は正常細胞に比べてその特性が変化し，癌細胞共通の生物学的特性を示すものとなっている。具体的にはポルフィリノーゲンジアミナーゼ活性の上昇やフェロキラターゼ活性低下などのポルフィリン代謝関連酵素活性異常や細胞膜・ミトコンドリア膜に発現しているトランスポーター発現量異常により，ミトコンドリア内にPpⅨが過剰集積を示す[3]。特に尿路上皮においては，正常上皮に比べ癌細胞は9～16倍PpⅨが過剰集積するとされる。

膀胱癌におけるALA-PDD/ALA-PDD補助下TURBT（図2）

　TURBTにALA-PDDによるイメージング技術を組み合わせることで，これまで視認困難であった病変の検出を可能とし，膀胱癌病変の範囲を正確にとらえることが可能で，適切かつ正確な病変切除が可能となる。具体的には，TURBT後の術後再発の原因とされている微小病変，異形成，上皮内癌などの平坦病変，隆起性病変に随伴する平坦病変などは，白色光源では視認困難であり，ALA-PDDによりこれらの病変が蛍光発光を示し正確に診断することが可能となる。これらの病変部を適切に経尿道的切除（transurethral resection；TUR）することで治療成績が改善できる。

　膀胱癌に対するALA-PDDは，最初は1996年にKriegmair Mらによって施行され，感度100％，特異度68.5％と従来の診断精度より約20％向上させたと報告している[4]。これに引き続きZaak DらやHungerhuber Eらが，多数症例においてALA-PDDの有用性を報告している[5,6]。その報告のなかで，特に白色光膀胱鏡で検出できず蛍光膀胱鏡でのみで発見される病変の割合，追加腫瘍発見率（additional detection rate）が約30〜40％と，その有用性を示している。

　膀胱癌に対するALA-PDDはこのように診断技術として優れているのと同時に，腫瘍の外科的切除の際に切除範囲の決定に非常に重要な役割を果たしている。Filbeck Tらは，ALA-PDD補助下TURBTによる無再発生存率はALA-PDD施行群71.0％，ALA-PDD非施行群45.0％であり，有意差をもってALA-PDD補助により膀胱内再発率を低下させたと

図1 癌細胞におけるポルフィリン代謝およびALA-PDDの蛍光発光の原理

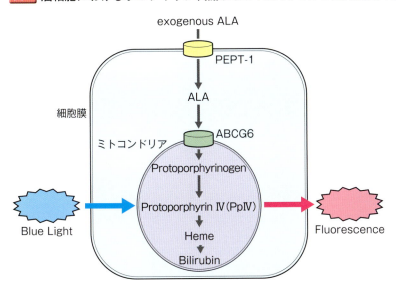

図2 赤色蛍光発光を示す平坦病変（膀胱癌）

白色光モード

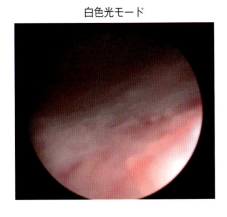

青色光（蛍光）モード

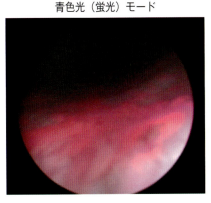

報告している[7]。さらにMariappan Pらの報告では，白色光源によるTURBTとPDD補助下TURBTにおける術後再発率の検討を行っている。Mariappan Pらは，白色光源によるTURBTをGood-quality white light TURBT（GQ-WLTURBT）とし，5つの項目を定義している[8]。①膀胱領域のマッピング，②腫瘍の完全切除，③5年以上の経験年数の術者，④TURBT切片に筋層が含まれている，⑤術後早期のMMC膀注実施。PDD補助下TURBT 370症例とGQ-WLTURBT 438例における術後再発率は，各々13.6％，30.9％であり，有意にPDD補助下TURBTが術後再発率を低下させると報告している。

　ここからは高知大学におけるALA-PDDおよびALA-PDD補助下TURBTの取り組みについて概説する。

　ALA-PDDを実施するにあたり，ALA 20mg/kgの溶解液を術前3時間前（2〜4時間前）に経口投与し，膀胱内の蛍光観察は，Karl Storz Endoscopy Japan製の専用ビデオカメラシステム（Endovision TELECAM SL/IPMPDD System），光源装置（D-Light AF System）および光学視管（PDD telescope 30°）を用いて実施した。このD-Light AF Systemの光源には300W xenon lampが使用され，励起光は380〜440nmの青色光で，先端出力は50mWとなっている。この光源装置は，従来の白色光モードと蛍光を励起する青色光モードをスイッチで即時に選択的に切り替えることが可能である。

　蛍光膀胱鏡を用いた膀胱生検は，膀胱の各7領域から主に赤色蛍光を発光した膀胱粘膜，または白色光源下に異常所見がある膀胱粘膜の系統的な採取を実施した。全210症例から得られた全1,372検体のうち，271検体は蛍光陽性を示し，485検体が悪性と診断された。蛍光診断の診断精度は，的中精度49.0％，感度93.4％，特異度58.9％であり，特に従来の白色光診断に比べて感度は48.7％改善を示した。診断能力としてのreceiver operative characteristic（ROC）曲線下面積であるarea under the curve（AUC）は，蛍光診断（AUC：0.837）は従来の白色光診断（AUC：0.713）に比べて有意差をもって上回っていた。

　このうち膀胱癌99症例においてはALA-PDD補助下TURBTを施行した。術後60ヵ月の無再発生存率は，ALA-PDD施行群64.4％，ALA-PDD非施行群40.4％と有意差をもって膀胱内の再発率を低下させた。本診断法における副作用は6症例（2.9％）で光過敏症，4症例（1.9％）で嘔気，4症例（1.9％）で肝機能異常を認めるのみであった。いずれの副作用もGrade 2以下で一過性のものであった[9]。

　このALA-PDDにより，従来の白色光源による膀胱鏡でとらえることが困難であった微小病変や平坦病変を明確にとらえることが可能となり，診断精度を向上させ，さらには再発率が減少し治療成績を向上させることができる。

ALA-PDDにおける診断精度の問題点について

　ALA-PDDを用いることで，診断精度を向上させるが，特異度が低いつまり偽陽性所見を認めることは，臨床における問題点である。特に，膀胱の部位別に診断精度を検討したところ，膀胱遠位部である三角部・膀胱頸部・前立腺部尿道において，特に特異度の著しい低下を認めた。これらの部位での特異度低下の原因として接線方向から観察すると，蛍光が増強される接線効果，血管ノイズ，慢性炎症による影響を受けやすいことが考えられる。

　膀胱頸部や三角部は硬性蛍光膀胱鏡では接線方向からの観察しかできないため，垂直方向から観察することはできない。一方で，軟性蛍光膀胱鏡は，カメラの折り返し機能を用いることにより膀胱頸部や三角部を垂直方向から観察可能となる。このように硬性膀胱鏡ではなく，軟性蛍光膀胱鏡を用いることで膀胱のすべての部位を垂直方向から観察することが可能である。このことにより接線効果を回避でき，ALA-PDDにおける接線効果による特異度の低下を改善させることができる[10]。

さらに，術中にはphotobleaching現象（退色現象）も問題となる。この現象は，腫瘍部分で励起された赤色蛍光は，励起光照射10秒後から照射時間依存的に蛍光強度が減衰し，70秒以降はまったく蛍光発光を認めなくなるというものである。長時間の手術においては，蛍光発光が減退し発光部位が認識できなくなることがあるため，手際よい操作が重要である。このように膀胱遠位部における診断精度（特に特異度）の改善やphotobleaching現象の克服により，さらなる精度の高いものにすることが可能となる。

文献

1) Ogura S, Hagiya Y, et al: Improvement of tumor localization of photosensitizers for photodynamic therapy and its application for tumor diagnosis. Curr Top Med chem 2012; 12: 176-84.
2) Ishizuka M, Abe F, et al: Novel development of 5-aminolevulinic acid (ALA) in cancer diagnoses and therapy. Int Immunopharmacol 2011; 11: 358-65.
3) Raab O: Uber die Wirkung fluoreszierender Stoffe auf Infusorien. Z Biol 1900; 39: 524-6.
4) Kriegmair M, Baumgartner R, et al: Detection of early bladder cancer by 5-aminolevulinic acid induced porphyrin fluorescence. J Urol 1996; 155: 105-9.
5) Zaak D, Hungerhuber E, et al: Role of 5-aminolevulinic acid in the detection of urothelial premalignant lesions. Cancer 2002; 95: 1234-8.
6) Hungerhuber E, Stepp H, et al: Seven years' experience with 5-aminolevulinic acid in detection of transitional cell carcinoma of the bladder. Urology 2007; 69: 260-4.
7) Filbeck T, Pichlmeier U, et al: Reducing the risk of superficial bladder cancer recurrence with 5-aminolevulinic acid-induced fluorescence diagnosis. Result of a 5-year study. Urologe A 2003; 42: 1366-173.
8) Mariappan P, Rai B, et al : Real-life experience: Early recurrence with Hexvix photodynamic diagonosis-assisted transurethral resection of bladder tumor vs good-quality white light TURBT in new non-muscle-invasive bladder cancer. Urology 2015; 86: 327-31.
9) Inoue K, Fukuhara H, et al: Comparison between intravesical and oral administration of 5-aminolevulinic acid in the clinical benefit of photodynamic diagnosis for nonmuscle invasive bladder cancer. Cancer 2012; 118: 1062-74.
10) Fukuhara H, Kureishi M, et al: The Utility of a Flexible Fluorescence-Cystoscope with a Twin Mode Monitor for the 5-Aminolevulinic Acid-Mediated Photodynamic Diagnosis of Bladder Cancer. PLoS One 2015; 10 (9): e0136416.

膀胱憩室の手術

NTT東日本札幌病院泌尿器科部長　伊藤直樹

適応，禁忌

　膀胱憩室の原因には先天的なものと後天的なものがある。頻度としては，膀胱出口の閉塞に伴って後天的に発生する場合が多く，閉塞の原因としては前立腺肥大症，膀胱頸部硬化症などが多い。先天性のほとんどは膀胱尿管逆流に合併し，尿管口の外側・後方に存在する（Hutch憩室）。

　膀胱憩室の症状としては，憩室内の残尿による頻尿や二段排尿などの排尿障害，繰り返す尿路感染，結石の形成などがある。慢性炎症による血尿を伴う場合もある。膀胱出口部の閉塞の原因である前立腺肥大症などによる排尿困難を主訴とする場合も多い。従って，膀胱憩室による症状がある場合，合併症を伴う場合，膀胱出口の閉塞による症状がある場合は，経尿道的膀胱憩室凝固術の適応となる[1]。膀胱出口の閉塞を伴う場合は，経尿道的前立腺切除術や経尿道的膀胱頸部切開術を同時に施行する[2]。

　経尿道的膀胱憩室凝固術の適応とならない例としては，尿管口が憩室口と接する場合がある。尿管損傷の危険が高いが，膀胱尿管逆流を合併していることが多いため開腹あるいは腹腔鏡での逆流防止術，膀胱憩室摘除術を必要とする。憩室内腫瘍を合併する場合も基本的には本手術の適応とはならないが，小さな乳頭状筋層非浸潤性腫瘍（臨床的にT1a）の場合は本手術も施行可能である。

術前検査

　膀胱鏡にて憩室の位置，大きさ，憩室口の広さを確認する。憩室内部を観察し，腫瘍の有無を確認する。憩室口が小さく憩室内腔を観察できない場合は，手術の際に憩室口を切開し，後に内腔を観察するためcold knifeを準備しておく。

　腫瘍が確認された場合，MRIを施行し腫瘍の大きさ，浸潤の程度を確認する。膀胱憩室は通常筋層が欠損しているため，大きな腫瘍やT1が疑われる腫瘍は開腹あるいは腹腔鏡での憩室切除術，膀胱部分切除術，膀胱全摘除術が推奨される。

　尿管口近くの憩室の場合は膀胱尿管逆流の存在が疑われるため，排尿時膀胱尿道造影検査を施行する。

　前立腺肥大も膀胱憩室の原因として頻度が高い疾患であるため，経直腸前立腺超音波検査による前立腺推定容積計測や，尿流測定および残尿測定による排尿状態の確認を行う。

術前準備

・レゼクトスコープ
・高周波電流発生装置（バイポーラあるいはモノポーラ）
・エレクトロード（ループ，ローラー，マッシュルーム型，切開用cold knifeなど）
・レーザー装置

・生検鉗子

　経尿道的前立腺切除術や経尿道的膀胱頸部切開術に準じて術前準備する。膀胱出口部の閉塞の原因である前立腺肥大症・膀胱頸部硬化症に対する経尿道的前立腺切除術や経尿道的膀胱頸部切開術も同時に施行できる。膀胱結石を伴う場合はレーザー装置などの必要器具を準備する。腫瘍など生検が必要な場合は生検の器具も準備する。

　前立腺肥大症を合併し残尿が多い場合，術前検尿で膿尿が認められる場合が多い。尿培養と感受性検査にて起炎菌同定と感受性を有する抗生物質を確認する。手術前日から感受性を有する抗生剤を投与する。

> **手術のアウトライン**
> 1. 麻酔
> 2. 体位
> 3. 憩室粘膜の電気凝固

手術手技

1 麻酔

　麻酔は経尿道的前立腺切除術に準じて，また脊椎疾患の有無，抗凝固薬や抗血小板薬服用の有無などに応じて脊椎麻酔，硬膜外麻酔，全身麻酔を選択する。腫瘍の合併や憩室の部位に応じて閉鎖神経ブロックを併用する。凝固のみでは憩室を穿孔する可能性は低いが，切開や切除を行う場合もあり，憩室の位置によっては通電による閉鎖神経反射を予防する意味で，憩室側の閉鎖神経ブロックを併用する。

2 体位

　体位は経尿道的前立腺切除術に準じて砕石位とする。

3 憩室粘膜の電気凝固

　膀胱憩室粘膜の電気凝固はバイポーラでもモノポーラでも差はないが，経尿道的前立腺切除術や経尿道的膀胱腫瘍切除術時よりパワーサプライの凝固出力を低めにして，粘膜の熱変性を少しずつ進めたほうが憩室の全体像が急激に変化せずわかりやすい。エレクトロードは，ループよりはマッシュルームタイプやローラータイプを用いて広く浅く行うとよい。部位によっては腸管が近い可能性もあり，少しずつ慎重に凝固したほうが安全である。

　熱変性を加える順序としては 図1 に示すように，憩室の最深部から開始し膀胱憩室口に向かって凝固を進める。粘膜を電気凝固すると粘膜が収縮するので，憩室口近辺から凝固すると憩室口が狭くなってその後の凝固が困難となるためである。憩室内の粘膜はすべて凝固するようにする。そのためマッシュルームタイプやローラータイプのエレクトロードを用いたほうがよい。憩室口近くの粘膜は最後に凝固する。これを繰り返すと憩室粘膜が収縮し，憩室自体が縮小し周囲の正常部粘膜に近づいてくる。

　憩室口が小さく，内腔が十分に観察できない場合は，憩室口をcold knifeでカットし，

憩室口を広げてから憩室粘膜を凝固する(図2)。ループで憩室口を切除してもよいが，憩室口が小さすぎると憩室口全体が熱変性を受けて逆に収縮する場合もあり，憩室口の大きさに応じてcold knifeとhot loopを使い分けたほうがよい。いずれにしても憩室口の切開は穿孔しやすい部位でもあり，最小限に留めたほうがよい。

　小さな腫瘍や癌が疑われる粘膜変化が存在する場合は，ループで切除するのは穿孔の危険がある。生検鉗子で組織を切除後に粘膜を凝固する。鉗子が憩室粘膜を深く噛まないように注意すべきである。

図1 マッシュルームエレクトロードによる膀胱憩室粘膜の電気凝固
ⓐ膀胱憩室粘膜凝固は最深部から開始し，徐々に憩室口側に凝固を進めていく。
ⓑ凝固出力は低めに設定し，何度か凝固すると徐々に憩室が縮小していく。

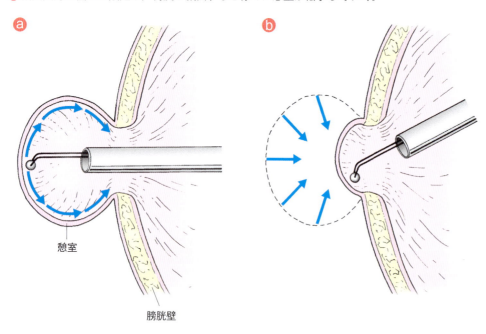

図2 cold knifeあるいはループ切除による憩室口の切開
ⓐ憩室口が狭い場合はcold knifeあるいはループで憩室口を切開し憩室口を広げる。
ⓑ憩室内が十分観察できるまで憩室口を開放する。

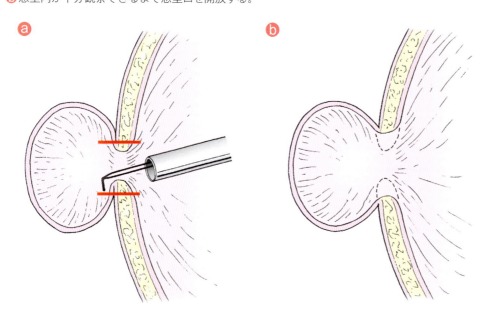

術後管理

　術中穿孔がなく，術後血尿がなければ術後1～2日で尿道留置カテーテルを抜去する。前立腺肥大症に対する手術を同時に行った場合は経尿道的前立腺切除術(transurethral resection of prostate；TURP)，経尿道的前立腺核出術(transurethral enucleation with bipolar；TUEB)，経尿道的ホルミウムレーザー前立腺核出術(holmium laser enucleation of the prostate；HoLEP)の違い，切除重量の違い，施設の考え方によるが，やはり術後1～3日で尿道留置カテーテルを抜去する。

文献

1) Clayman RV, Shahin S, et al: Transurethral treatment of bladder diverticula. Alternative to open diverticulectomy. Urology 1984; 23 (6): 573-7.
2) Yamaguchi K, Kotake T, et al: Transurethral treatment of bladder diverticulum. Urol Int 1992; 48 (2): 210-2.

V 下部尿路の手術

膀胱水圧拡張術

医療法人朋友会泌尿器科上田クリニック院長　上田朋宏

適応，禁忌

●適応
・間質性膀胱炎に対する本邦で承認されている唯一の診断的治療法である。原因不明の膀胱痛（特に蓄尿時膀胱痛）があり，排尿日誌で1回排尿量150 mLを下回る場合適応と考える。
・間質性膀胱炎の診断法（表1, 2）：膀胱痛＋ハンナ病変（Hunner lesion）。膀胱水圧拡張で膀胱の新生血管の増成と拡張により新生血管が破綻し点状出血が生じる。
・上皮内癌（carcinoma in situ；CIS）（上皮の生検）鑑別も同時に行われるべきである。Narrow Band Imaging（NBI）にて陽性の部分は尿路上皮の血管新生が多くなった部分であり，癌があれば尿路上皮癌（urothelial carcinoma；UC）（CIS），なければハンナ病変と診断できる。

●禁忌
極度の萎縮膀胱，深すぎる生検。いずれも膀胱破裂のリスクがあるからである。

表1　診断基準

● 国際的にコンセンサスが得られた診断基準はない
● 間質性膀胱炎診療ガイドライン（日本）
　①特有の症状：頻尿，尿意切迫感，残尿感，膀胱不快感，膀胱痛
　②膀胱鏡所見：ハンナ病変（ハンナ潰瘍）または膀胱拡張時の出血
　③除外診断：同様の症状を呈する疾患（細菌性膀胱炎，膀胱癌など）の否定
● NIDDK/NHI診断基準（米国）
米国NHIのNIDDKによって1988年に定められた診断基準であるが，厳しい基準のために実用的でなく，研究用の診断基準としてのみ使用されている

（間質性膀胱炎診療ガイドライン，日本間質性膀胱炎研究会ガイドライン作成委員会，2007年）

表2　NIDDK/NIHの間質性膀胱炎診断基準

● 膀胱鏡での点状出血もしくはハンナ潰瘍が認められ，かつ，膀胱部の痛みもしくは尿意切迫感がある
● 除外基準
　－無麻酔下の膀胱内圧測定で膀胱容量が350 mL以上
　－膀胱内圧測定で150 mLの生理食塩水注入時での尿意切迫感の欠如
　－膀胱内圧測定での無抑制収縮
　－発症から9カ月未満
　－夜間排尿の欠如
　－抗菌剤・抗コリン剤などによる症状の改善
　－昼間排尿が8回未満
　－3カ月以内の細菌性膀胱炎・前立腺炎，腟炎
　－膀胱や下部尿管の結石
　－性器ヘルペス
　－尿道憩室
　－サイクロフォスファミドまたは薬剤性の膀胱炎，結核性膀胱炎，放射線性膀胱炎
　－膀胱腫瘍，子宮・腟・尿道の癌
　－18歳未満

術前検査，術前準備

●排尿日誌：1回排尿量と膀胱痛の確認

1回排尿量が150mL以下，朝一番の排尿後（朝一番は排尿量多く）の痛みなどの確認。間質性膀胱炎の症状の特徴は蓄尿時膀胱痛である。ときに膀胱に尿が溜まる前に排尿することから，痛みを自覚せず頻尿しか感じない場合があり注意が必要である。

●食事指導

食事指導は，術前後で最も重要な準備の1つである。間質性膀胱炎の膀胱上皮は，透過性が亢進しており尿がしみ込みやすくなっている。その尿にカリウムや酸が多くなると膀胱痛が増強する。バナナとかトマトなどカリウムが豊富な生野菜，果物を控える。酸性尿を誘導するチーズ，ヨーグルト，納豆などの発酵食品や柑橘類を控える。健康補助食品などサプリメントは控える。

●膀胱水圧拡張術のメカニズムの説明

1回排尿量を増やすために膀胱拡張するわけだが，そのメカニズムは，膀胱上皮を伸展して新生血管を破壊し正常な上皮をつくり直すことを目的としている。

術後，新生血管の破綻に伴う膀胱痛が2～3日続くことを術前から伝えておくことが重要である。間質性膀胱炎が悪化したわけではないこと，傷の痛みであることを前もって説明することが大切である。

手術のアウトライン

1. 十分な麻酔
2. よく膀胱粘膜を観察
3. 膀胱水圧拡張（80cmH$_2$O）
4. 尿道周囲からの漏れ
5. glomerulation
6. ハンナ病変

手術手技

1 十分な麻酔

膀胱痛が主訴となる疾患なので手術に対する除痛は一番大切である。米国では，主に全身麻酔が選択される。腰椎麻酔の場合，胸椎領域まで高く麻酔をかけないと膀胱痛を訴えることがある。膀胱内に4％キシロカインを充填し，膀胱痛をコントロールして行うことも可能である。4％キシロカインの膀胱注入の長所は，膀胱上皮の異常で膀胱が痛いかどうかがわかるところである。

2 よく膀胱粘膜を観察

患者はときに右の下腹部が痛いという場合がある。痛みの局在があるときは，特にその方向の膀胱粘膜をよく観察をする必要がある。正常の膀胱粘膜は白色で，ほとんど血管を確認できずしわしわの状態である（図1）。間質性膀胱炎の場合，しわはなく，血管が多い。発赤粘膜を，慣れてくれば白色光でも確認できる（図2）。一方NBIでは膀胱上皮の新生血管を簡単に見分けられる。表面は褐色，深部は緑色である（図3）。ハンナ病変は新生血管の集簇として認識される（図4）。

図1 正常膀胱

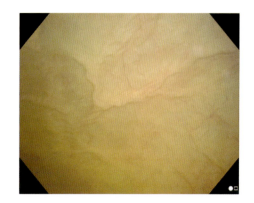

図2 水圧拡張前の膀胱鏡所見

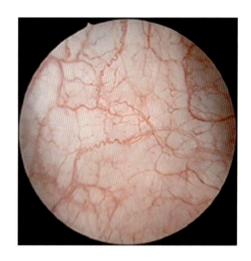

図3 白色光とNBIによる膀胱所見

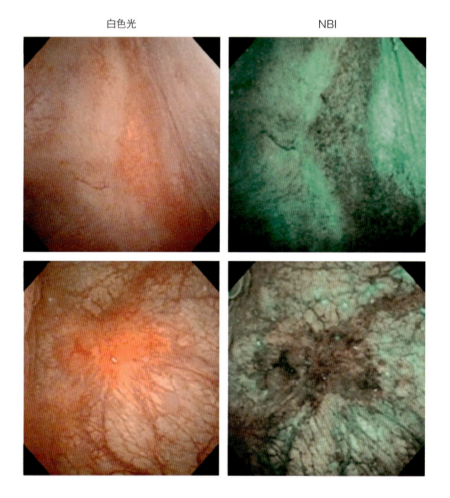

白色光　　　　　　NBI

図4 ハンナ病変の膀胱鏡所見

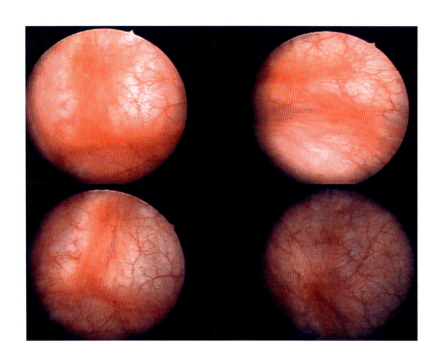

3 膀胱水圧拡張（80cmH$_2$O）

膀胱水圧拡張で生理食塩水を滴下する圧は80cm水柱とする。膀胱注入麻酔の場合，膀胱痛を訴えるまで滴下するが，腰椎麻酔，全身麻酔では滴下が止まったときが拡張終了である。5分ぐらい把持して膀胱内をよく観察する。血管が白色の筋線維で血行遮断される様子が観察される（図5）。

4 尿道周囲からの漏れ

滴下がずっと続く場合の注意する点に，尿道周囲からの漏れも考えられる。また，尿管への逆流や膀胱破裂もまれながらある。膀胱尿道ファイバーにて尿の動きを観察するのも大事である。

5 glomerulation

膀胱水圧拡張による膀胱上皮の新生血管の破綻で出血するのが点状出血（glomerulation）である（図6, 7）。NBIで観察する場合，先に拡張してしまうと出血により新生血管を観察しにくくなるので注意を要する。

6 ハンナ病変

新生血管の集簇で，白色光では赤いエリアとして確認できる。NBIでは褐色のエリアとして確認できる（図3）。拡張前に電気凝固術を行うことでハンナ病変の痛みは消失する。一方，拡張によりハンナ病変から出血すると，NBIでハンナ病変領域が不明瞭になるので注意を要する。

●術者が習得すべき安全・確実な基本手技

・観ながら膀胱水圧拡張を行う。尿管口からの尿の噴出や逆流の有無を観る。
・ハンナ病変の見落としには注意する。

図5 最大充満時の膀胱鏡所見

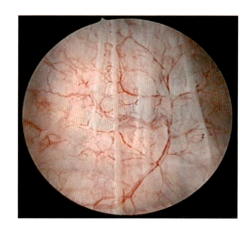

図6 排液開始時の膀胱鏡所見

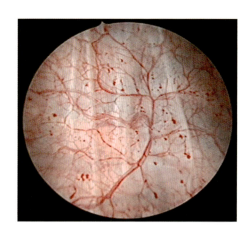

図7 glomerulation（点状出血）

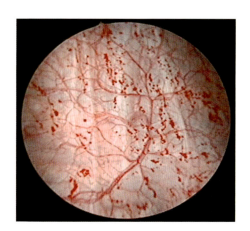

DO NOT

してはいけない手技，トラブルのもとになる手技

・麻酔に時間がかかりすぎて，術前に尿が膀胱に充満させすぎないように注意する．内視鏡を入れたときは拡張後になってしまい新生血管が破綻し出血してしまうことがある．この場合，ハンナ病変が不明瞭になる．
・電気凝固は表面だけで出力も低く凝固して，筋層まで焼かないことが望ましい．間質性膀胱炎の病態はoverhealing過剰治癒であり，筋層までの熱変性は膀胱痛を増強させるリスクがある．

術後管理

　食事療法・生活習慣の改善は術前術後非常に重要である。特に入院の場合，間質性膀胱炎用特別食を考慮する必要がある。具体的にはトマト，バナナなどカリウムの豊富な生野菜や果物，酸性尿を惹起する柑橘類，チーズ，ヨーグルト，納豆などの発酵食品，刺激物を減らす献立が大切である（表3）。

　昨今，サプリメントなど健康補助食品が多く出回っているが，膀胱刺激を助長する場合が多く，術後は尿が薄まるように水分摂取を増やす習慣をつけさせることも大事である。

表3 術後管理食品リスト

	比較的安心して食べられる食品	できるだけ少ないほうがよい食品
果物	スイカ，梨，ブルーベリー，煮リンゴ，その他酸味の少ない果物	・柑橘類（みかん，グレープフルーツ，オレンジ，レモン），パイナップル，いちご，クランベリーなど酸っぱいと感じる果物 ・バナナ（カリウムが高値） ・リンゴ（リンゴ酸）など 理由：膀胱に刺激的な尿を作るため
野菜	・酸味が強くない野菜（人参，かぼちゃ，長ネギ，マッシュルームなど）やカリウムの少ない野菜 ・もしトマトを食べるなら完熟トマト ※野菜の1日摂取量は350g	トマトとその加工品，たまねぎ，大豆とその加工食品（豆腐や厚揚げ，納豆など），梅干し，にんにく，漬物など 理由：酸性尿にし，抗原性を高め，膀胱刺激が強くなるため
乳製品	牛乳など	ヨーグルト，普通のチーズ，熟成チーズ（カマンベールチーズ，チェダーチーズ，ブルーチーズなど），サワークリーム 理由：基本的に発酵食品は尿を酸性にするため
炭水化物と穀物	お米，そば，うどん，パスタ，じゃがいも，パン（右欄以外のもの）	酸味のあるパン（ライ麦パン，サワードパンなど） 理由：尿を酸性化するため
肉・魚類	鶏肉，豚肉，牛肉，魚（ただし青魚にアレルギーのある人は注意！），卵	熟成されたもの，缶詰，加工処理されたもの，燻製された肉や魚，アンチョビ，キャビア，鳥レバー，コンビーフ，硝酸塩，亜硝酸塩（発色剤）を含む肉類（ハム，ソーセージなど） 理由：尿を酸性化するため
飲み物	水，麦茶，番茶，ほうじ茶 ※もしコーヒーを飲みたいときは，カフェインレスかアメリカンかカフェオレ ※もし紅茶を飲みたいときは，カモミールやジャスミンなど酸味の少ないハーブティ	柑橘系の果物ジュース，クランベリージュース，カフェインの多い飲み物（玉露＞紅茶＞コーヒー＞煎茶 の順でカフェイン量が多い），アルコール飲料，炭酸飲料（特にダイエットコーラ），スポーツドリンク，豆乳 理由：酸，カリウムが多いため
調味料・香辛料	―	酢，マヨネーズ，サラダドレッシング，香辛料の多い料理（中華，メキシカン，インド，タイ料理） 味噌や醤油を使用する場合は少なめに 理由：刺激物，酸，カリウムが多くあらゆるものがミックスされているため
嗜好品	キャラメルやその他のお菓子など	チョコレート，スナック菓子 理由：尿を酸性化するため ※食べるときは，カカオが少なめのミルクチョコレートを選ぶ
保存料・その他の食品	―	・アスパルテーム，サッカリン：人工甘味料 ・グルタミン酸ナトリウム　：うまみ調味料 ・ベンゾルアルコール　　　：香料，保存料 ・保存料含有食品，人工食品，人工着色料，クエン酸 ・玄米やサプリメントなど免疫力をアップさせるもの（サプリメント，ビタミン剤：ビタミンCなどが刺激物となる） ・ナッツ類（ピーナッツなど）は免疫をあげてしまうので控えましょう 理由：含まれている成分によっては尿を酸性にする。また，免疫力をアップさせることは，さらに痛みを増強させる

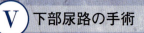

前立腺肥大症の手術 TURP

大阪医科大学泌尿生殖・発達医学講座泌尿器科学教室准教授　稲元輝生

適応

　経尿道的前立腺切除術（transurethral resection of prostate；TURP）は，最も歴史の長い経尿道的な前立腺切除の方法である。数多くの新規の経尿道的前立腺切除あるいは蒸散の手法が開発される一方で，TURPは現在でも国内外の排尿障害のガイドラインで推奨度の高い治療法に位置し，50年以上にわたり実臨床で使用されている。治療法としての優れた側面はもちろん，研究面でもTURPでは一定の大きさの切除片を提供し，病理学的に組織の構造を検討することが可能であり，レーザーによる蒸散や腺腫の核出に続くモルセレーションを大きく上回る有利な点である。

　当院ではホルミウムレーザー前立腺核出術（holmium lasor enucleation of prostate；HoLEP）など，その他の方法も施行可能な一方で，教育的面からコンベンショナルなモノポーラ式のTURPを現在も採用している。TURPを行うにはTUR反応や，切除面からの出血コントロール，肥大腺腫の形状をイメージしながらのレゼクトなど，過去の経験がなければ十分な管腔形成は達成できないといえる[1,2]。若い医師が尿道から内視鏡を入れて，肥大した前立腺組織を切除し，尿道の閉塞を解除する1つ1つのステップで学ぶことはきわめて多い。本項では，transurethral resection in saline（TURis）との違いについても述べるものとする。対象はこれからTURPを行おうとする泌尿器科医を想定して説明する。

術前検査，術前準備

　切除対象の前立腺は，男性の膀胱頸部から後部尿道にかけて尿道を軸として取り囲むように位置する，クルミを逆さにしたような形状をしている。通常の大きさは最大の横径が30mm前後，長径は40mm前後である。巨大な肥大症へコンベンショナルなTURPを行うことは，修練を積んだ泌尿器科専門医以外は出血やTUR反応などの合併症の可能性が高くなるため行うべきではない[1,2]。筆者が泌尿器科医師になった20年前にはHoLEPやTURisなどはなく，5-αレダクターゼによる術前処置で前立腺を縮小させることもできなかったので，100g前後の推定重量の前立腺をTURPで切除していることも多かった。このときの術中や術後の膀胱瘻造設の経験や，術後の膀胱灌流やバルーンの牽引調節，ダブルバルーンカテーテルの使用経験などは苦い思い出となり，今でも鮮明に記憶に残っている。

　麻酔は脊椎麻酔，あるいは硬膜下血腫との併用で行う。椎体が変形している高齢者が適応になることも多く，麻酔科医が参考にできるように脊椎の2方向の撮影が術前に必要である。患者への説明は入院期間，麻酔法と合併症が必要であると同時に，過活動膀胱（overactive bladder；OAB）症状が併存するときには，術後には抗コリン薬やミラベグロンの内服継続が必要になる場合があることを知らせておかないといけない。

　術前後で内圧尿流検査（pressure-flow study；PFS）を行い，Schäferノモグラムにて TURPで症状の改善が期待できることを確認することが望ましいが，多くの一般病院ではPFSまでは行っていないものと思われる。少なくとも尿流量測定（unflowmetory；UFM）

と残尿測定と国際前立腺症状スコア（International Prostate Symptom Score；IPSS）・過活動膀胱症状スコア（Overactive Bladder Symptom Score；OABSS）・前立腺特異抗原（prostate-specific antigen；PSA）測定は術前に行うべきであろう。術前処置はグリセリン浣腸を行う以外特別なものはない。剃毛などは行う必要はない（過去には行っていた）。巨大腺腫であるときには手術室に入室後に膀胱瘻を造設することもあろうが，近年では徐々に膀胱瘻造設の出番は減少している。

> **手術のアウトライン**
> 1. 麻酔，体位
> 2. ネスビットサインの確認，精丘の目視
> 3. 腺腫の切除

手術手技

1 麻酔，体位

　麻酔が完了したら患者を砕石位にする。患者はアウェイクであり，不安を除くように余計な会話などは慎むべきである。モノポーラー電極を用いたTURPの場合には，下肢に電極板を貼る。ちなみに電解質溶液下で行うTURis（オリンパスメディカルシステムズ株）では電極板は不要である。

　術者は術前に光源コードやカメラコードをスコープに繋ぎホワイトバランスまで行い，無駄のない，流れるような手順で手術を始めるように心がけるべきである。できれば指導医が手術室に到着する前に，機材一式の連結と動作確認を済ませておくくらいの気概が，初学者に求められる姿勢かもしれない。

2 ネスビットサインの確認，精丘の目視

　切除を始める前に尿道までカメラを戻し，外尿道括約筋の部位でシースを前後させ，括約筋による尿道粘膜の収縮であるネスビットサイン（図1）を確認する。その膀胱側6字の方向で精丘を目視する。この精丘（図2）は，切除の最も手前の部位のメルクマールとするため，最後まで切除せず温存する。前立腺の推定重量が30 mL程度までのさほど大きくはない症例では，切除の方法にこだわらずとも手術を安全に完遂しうるが，100 mLを超える大きな肥大腺腫の切除には安全な切除のコツがある。

3 腺腫の切除

　切除の開始は，12時から行うことが一般的であろうが，われわれの施設では多くは5時から6時を切開の開始としている。中等度までの腺腫であれば，ワンストロークで膀胱頸部から精丘まで切除が可能であるが，尿道側に大きくせり出す腺腫の場合には，切除は複数回に分けてシースを動かすことが必要となる。熟練者でない場合には，切除ループを被膜側に大きくアーチを描く切開は，被膜穿孔を早々に起こす原因となり勧められない。そのため，初学者はシースを固定し切除ループを押し出し，挟み込んだ腺腫をシースの位置を変えることなくループの出し入れの操作で切除することを勧める。このとき，切除した

図1 ネスビットサイン

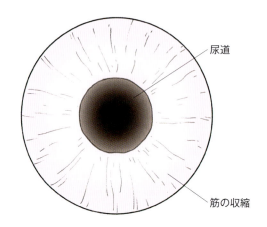

尿道
筋の収縮

図2 メルクマールとなる精丘

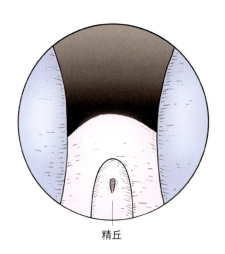

精丘

　その視野にさらに除圧された腺腫が張り出してくるが、これもシースを固定したまま構わず同じ動作で切除する。巨大腺腫では、この操作を膀胱頸部から精丘に向かい2〜3回に分けて行う。恐れて切開ループのストロークを3秒以上かけることは何の意味もなさない。大きな腺腫の場合には手術は時間との闘いとなるため、無駄な動きは避け、張り出した腺腫を順序よく切除していく。線維被膜まで切除することが理想であるが、大きな腺腫では精丘の両側から括約筋の近くまで腺腫が及ぶことがあり、最初の切開を行う際に精丘付近で線維被膜まで切除にこだわる必要はない。

　切除面からの出血には、初めてシースを切除面に対して"見下ろす"（図3）ように、レゼクトスコープの先端を切除面に近づけることで、ポイントで出血を止める操作を行う。そして、切除を徐々に3時方向、12時方向と患者腹側に上がっていくことになる。理想的にはシースからレゼクトスコープを出したときに、"湖から森"（図4）を見ているがごとく切除面を左に置き、これから切除する腺腫を右に置くと、被膜と認識している深部までの距離がわかり安全な切除が可能である。この操作を膀胱頸部から精丘にシースを移動させながら繰り返し行う。

　肥大腺腫の張り出しは、前立腺内の腺腫が複数個ある場合もあり、予測しない除圧された腺腫の張り出しに出くわすことも少なくない。特に大きな肥大症の症例では視野の奥が真っ暗に見え、一抹の不安を覚えるであろう。このときこそ冷静に精丘に視野を戻し、尿道のベクトルを意識し、過度に深く切除ループが被膜側にアーチを描かないように動作させることが肝要である。

　大きな腺腫の場合には、複数個ある腺腫の線維性の被膜がフラップのように視界に出現することがある。小生は、当初は先輩からバイブルとして譲り受けた藤田公生先生の手技

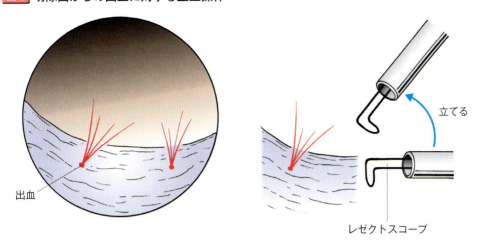

図3 切除面からの出血に対する止血操作

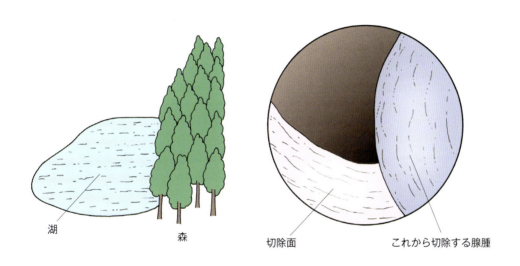

図4 "湖から森"を見るような安全な切除面の位置

書[3]を前の晩に読み学んだ。現在では著作権のないビデオが閲覧可能であり，より早期に実際の手技が習得可能であろう。技術的に成熟すれば，切開のときに切除ループをアーチ状に切除する方法で行う。そして初学者では"御法度"としている，腺腫の形状をイメージしながらのシース自体を術者が移動させてのアーチ状切除が行えるようになる。

TURisでは電流が生理食塩水=灌流液を通過し，生体を通過しないので，アーク放電は生体との接触状態に影響されることはなく安定していることが特徴である。そのためシャープな切開を細かい切除で達成できる。TURPでは術者が熟練するほど腺腫の深い切り込みが主になるので，ループと生体の接触は安定しているためにモノポーラのTURでも安定なアーク放電が得られ，シャープな切開が可能である。従ってTURPにTURisを使う最大の優位点は，浅い切除を行いがちな初学者でも，アーク放電が安定していてシャープに切除できることであろう。

6時から3時方向に切除を進めていく際に，除圧された腺腫があたかも垂れ下がり"湖から森"を見ることが困難になるときがある。このときは垂れ下がった腺腫を切除ループ先端とシースの間に挟み込み，切除することを繰り返す。最初のころは切っても切っても出現する腺腫に恐怖を感じるが，視野にある腺腫はしょせん切除対象の腺腫であることを忘れてはいけない。そして，数分以上たったころに，すでに切開したはずの前立腺床を観察すると，血餅で真っ赤になっているであろう。初学者はここを出血と判断し止血モードで凝固しようとするが，これは間違いである。活動性の動脈出血でなければ，これは単なる

血餅であり，切開モードで血餅を切開するという方法をとらないといけない。このとき調子に乗って切開ループを被膜方向に切り込んではいけない。あたかもカンナ削りのように血餅を切離する感覚をもつ必要がある。

3時から1時へは多くの腺腫が取り除かれた後であり，ストレスなく切除量のイメージが比較的つきやすい。同様の操作を反対側の7時から11時方向にも行い，最後に行う12時方向の切除では，どんなにレゼクトスコープのハンドルピースごと患者背側にしようとも，シースの可動域が制限され多くは切除することができない部位であり，切除は多く行う必要はない。

TURisとの違い

モノポーラTURPでは，切除ループに血餅や組織が炭化して固着するために，ときどきブラッシングなどで除去しなくてはならず煩わしいが，その一方，TURisではこのストレスはほとんど感じられない。そもそもモノポーラTURPでのアーク放電は，ループの周囲が非導電性の灌流液であるため，放電は組織と生体の接点に限られる特徴がある。これがモノポーラTURPで薄い組織を切開しようとすると，接触のあるループの円弧のごく一部だけが切開可能なアーク放電を発生させるが，組織に接触していない部分には放電が起こらないため十分な温度には達しない。そのために，TURP操作の最後に浅くいびつな切開面をモノポーラTURPで"最後の地ならし"操作をする際に，シャープな切れ味がないことが欠点といえる（表1）。

その一方，TURisではループの周囲が生理食塩水に囲まれていて，電流のほとんどは生理食塩水中を通って回収電極であるシースに流れることになる。そのため常に安定したアーク放電が発生し，浅い切除でもストレスなく行えることは長所である。ただし長い時間の手術の際にはシースに熱を帯びることがあり，尿道狭窄や膀胱頸部硬化に影響があるか今後判定が必要であろう[3,4]。

止血操作に関しては，ピンポイントでの止血は前述のように凝固モードで切除面に垂直に近くする意識でハンドピースを逆側に移動させて行うことで，ファインな止血が可能である。この操作ではむしろ，止血はモノポーラTURPが良い印象をもっている。

モノポーラTURPでもTURisでも，切除している途中に術野に切除片が入りストレスに感じることが再三起こるが，これを切除ループの出し入れの操作で，膀胱側に飛ばそうとすることは時間のロスとなり非効率的である。思い切って切除片ごと張り出した腺腫を切除する意識をもつべきである。こういった点でTURPは，まさに自分との闘いに似ている。

表1 モノポーラTURPとTURisの比較

	モノポーラTURP	TURis
深い切除でのアーク放電	○	○
浅い切除でのアーク放電	△	○
TUR反応	×	◎
手術時間	○	○
初学者の安定	○	◎
晩期尿道狭窄	○	△

小話のコーナー

　20年前には，TURPをするときには術前にパイプカットを多くの患者さんに行っていた。その根拠は，切除面からの精管を通しての精嚢への逆行性細菌性感染による精巣上体炎の予防である。小生はこの手術がしたくて同意をしていただいた患者さんに局所麻酔で処置室でのパイプカットを多く行った。そのため，精管のベクトルに沿った伝達麻酔が精管の牽引痛を除くのに必要であることや，1分程度で精管をみつけて精管鉗子で把持し，分解可能な布鉗子で精管周囲の膠原線維の被膜を剥離する手技など，多くを学んだ。当時はこの手技を行ったので精巣上体炎が起こらないと信じていたが，現在ではTURPの前にパイプカットを行うことはなく，精巣上体炎もきたさないことが当たり前となっている。

文献

1) Ishio J, Nakahira J, et al: Change in serum sodium level predicts clinical manifestations of transurethral resection syndrome: a retrospective review. BMC anesthesiology 2015; 15: 52.
2) Fujiwara A, Nakahira J, et al: Prediction of clinical manifestations of transurethral resection syndrome by preoperative ultrasonographic estimation of prostate weight. BMC urology 2014; 14: 67.
3) 藤田公生：TUR-Pの手技，改訂2版. 中外医学社. 1991.
4) Komura K, Inamoto T, et al: Incidence of urethral stricture after bipolar transurethral resection of the prostate using TURis: results from a randomised trial. BJU international 2015; 115: 644-52.
5) Komura K, Inamoto T, et al: Could transurethral resection of the prostate using the TURis system take over conventional monopolar transurethral resection of the prostate? A randomized controlled trial and midterm results. Urology 2014; 84: 405-11.

Ⅴ 下部尿路の手術

前立腺肥大症の手術
HoLEP

渕野辺総合病院泌尿器科部長　**設楽敏也**

　ホルミウム・ヤグレーザーを使用した前立腺核出術（holmium lasor enuculation of prostate；HoLEP）は外科的被膜を同定し，これを剥離面として腺腫を核出する内視鏡手術である．経尿道的前立腺切除術（transurethral resection of prostate；TURP）と比べ，①術中の出血量は少なく開腹手術を選択されるような大きな前立腺でも内視鏡で手術が可能である，②バルーン留置期間が短くなり入院期間が短縮される，③エネルギーの深達度が浅いため術後疼痛は少ない，④ほぼ完全に切除するため再発率が低い，などが利点として挙げられる．それに対し，①術後一過性の尿失禁の頻度がTURPに比べ高い，②手術がやや煩雑で習得に時間がかかる，③導入コストが高い，などが欠点とされている．

　ホルミウム・ヤグレーザーは，水に高度に吸収され組織深達度が浅いパルス波のレーザーである．水中では距離により切開蒸散→凝固止血とレーザーの効果を調節でき，5mm離れると効果はなくなる．パルス波であるメリットは衝撃波による物理的な効果にある．被膜に沿ってレーザーを照射すると腺腫を剥離することができる．組織切開でも衝撃波により切開部は開き，切れ味がよい．蒸散能力も高く残存した小組織の処理に有用だが，広範囲の残存組織には蒸散のみでは効率が悪く，切開，剥離と組み合わせることになる．残存組織辺縁を被膜まで切開し，被膜に接線方向にレーザーを照射することで腺腫は被膜から剥がれ核出される．これは残存腺腫に対しトリミングとして行う手技であるが，腺腫が大きくても同様であり，剥離面を展開するために内視鏡操作が加わり，より剥離しやすいよう内視鏡による腺腫の持ち上げ（カウンタートラクション）を行うことがレーザーでの核出の基本である．

適応，禁忌

　解除すべき下部尿路閉塞の存在が手術適応となる．薬物療法が発達した今日では，手術は，薬物療法でその効果が不十分である場合，合併症（尿閉，血尿，繰り返す尿路感染，膀胱結石，腎後性腎不全）がある場合，または合併症が危惧される場合に検討される．特に膀胱結石の合併例ではHoLEPと結石破砕を同一の機械で一度に行えるため患者にとってメリットが大きい．また，レーザー手術ということではペースメーカ留置患者で手術時にジェネレーターの設定を変更する必要がないこともメリットの一つである．

　禁忌としては砕石位が取れない患者において手術操作が困難となるため当てはまる．

術前検査，術前準備

　日本泌尿器科学会による前立腺肥大症診療ガイドラインでは，術前に必要な検査は**表1**のようになる．手術に際し特に重要な検査は画像診断である．特に経直腸的超音波検査（transrectal ultrasonography；TRUS）では，前立腺のサイズを計測するのみならず腺腫の形態，膀胱内への突出の有無など前立腺全体の状況を把握するのに役立ち，手術のイメージがつきやすい．

表1 術前検査項目

基本評価	選択評価
病歴聴取	排尿記録
症状・QOL 評価	尿流動態検査
（CLSS, IPSS, OABSS）	血清クレアチニン測定
身体所見	上部尿路超音波検査
尿検査	
尿流測定	
残尿測定	
血清PSA測定	
前立腺超音波検査	

手術のアウトライン

1. 麻酔
2. 尿道ブジー
3. 被膜露出
4. 核出
5. 止血
6. モルセレーション
7. バルーン留置

手術手技

1 麻酔

　腰椎麻酔が一般的である。サイズが大きく手術時間が長くなることが予想される場合は，全身麻酔が選択されることもある。しかしこれは麻酔科医にゆだねられる場合が多いと推察される。いずれの場合も手術に影響はないが，術後のバルーン違和感を考えると腰椎麻酔のほうが管理は楽である。抗凝固療薬の内服を継続したまま手術する場合は，必然的に全身麻酔で行うことになる。

2 尿道ブジー

　切除鏡を挿入する前に尿道ブジーで尿道の拡張（計測）を行う。
　一般的には26Frの切除鏡より太い27，28Fr程度まで拡張するが，スムーズに通過しない場合は内尿道切開を行い，十分な太さを確保しておく必要がある。きついまま無理に手術を行うと術後尿道狭窄の原因となるため，必ず抵抗のない状態で切除鏡を挿入する。

3 被膜露出

　内視鏡剥離術では，外科的被膜を同定できることで切除範囲が明確になることが最大の特徴である．適切な剥離面は精阜脇で同定することが一般的だと考えるが，精阜脇から膀胱側での剥離面が最も安定した層である．尖部側では深い剥離面となることが多く，これを基準とすると全体に深い層で切除することになる（図1）．

　剥離面が深いとは，適切な剥離面まで十分に達しない浅い粘膜切開の層で剥離した場合に起こる状態である．深い剥離面で核出すると多くの被膜を除去することになる．扱う血管は太くなり止血に時間がかる．また被膜穿孔のリスクも高くなる．尖部では括約筋への影響が懸念される．剥離が容易であっても徐々に深い層に入っていくことがあり，深いと気がつけば腺腫表面へ切り込み浅い層に戻すようにする（図2a）．カウンタートラクションにより腺腫とともに被膜が吊り上げられている場合は，照射部位を誤ると思わぬ深さに入ってしまうこともある（図2b）．浅い剥離では腺腫の残存の可能性があるが，後から切除することができる．深い剥離で取りすぎた場合，戻せないことを念頭に置くべきである．まずは腺腫表面までの深さが重要で，筆者は精阜脇膀胱側の部位を基準の剥離面としている．

4 核出

　露出した被膜を基準に，これを剥離面として腺腫にカウンタートラクションをかけ剥離していく．12時側より被膜を露出し剥離を開始する術式や，腺腫を一塊に核出する術式など術者によりさまざまであるので，個々の手順などについては割愛し，核出に必要な基本的な手技につき解説することとする．

●被膜剥離とレーザー照射

　外科的被膜を同定し腺腫にカウンタートラクションをかけ剥離するが，内視鏡剥離だけでは小血管から出血するので，被膜と腺腫のやや腺腫寄りにレーザーを蒸散から止血の距離で照射し剥離していく．カウンタートラクションをかけると照射したい部位に合わせられない場合は，内視鏡を回転し角度を合わせる．レーザーファイバーの位置は照射したい側に置くのが基本であり（図3a），回転で調整すると内視鏡の角度を変える必要がなく尿道の負担が少ない（図3b）．

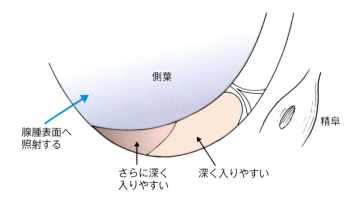

図1 剥離面
精阜より尖部側では深い層に入りやすい．離脱には腺腫表面の切開が有用である．

図2 深い剥離面時の対処

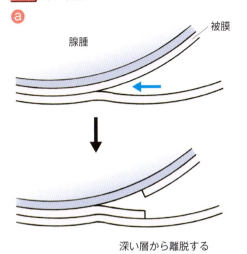

深い層から離脱する

DO NOT

誤った方向への照射は
より深い層へ誘導する

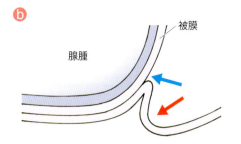

カウンタートラクションをかけすぎると被膜が
腺腫とともに吊り上げられ深い面に入りやすい

図3 レーザーファイバーの位置
ⓐ レーザーファイバーの位置は照射したい側に置くのが基本である。
ⓑ 位置関係が悪くても内視鏡の回転だけで合わせることができる。

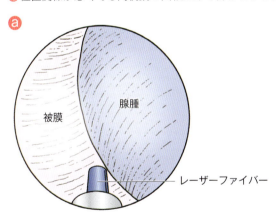

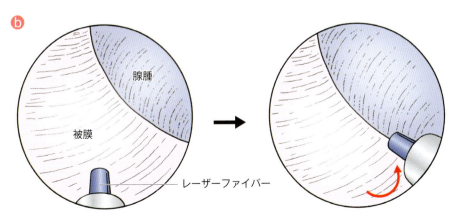

Advanced Technique

尖部処理

尖部処理は当初12時側の処理が重要であるとされ，6時側は被膜に沿った鈍的剥離で適切な処理が可能だといわれていた。しかし術直後の尿禁制には6時側の処理が重要であると経験的にわかってきたころ，括約筋は精阜まで入り込んでいることを知り尖部処理について検討がなされてきた[1]。目標は他の術式に劣らない尿禁制であり，多くの術者がそれを実現している。ここでは著者の現在行っている尖部処理について解説する。

括約筋そのものは同定できないが，腺腫表面に沿って剥離核出できれば括約筋は温存されることになる（図4）。まず精阜脇と12時の粘膜を腺腫の形に沿って腺腫表面を露出する深さまで切開する。12時側で側葉の上端に沿って，粘膜を膀胱頸部まで腺腫表面の深さで切開していく。括約筋と腺腫，被膜は図5の部分でおおよその予測ができる。青線の位置から膀胱側へ，粘膜を切開しながら内視鏡を動かすことでカウンタートラクションがかかり，腺腫表面で剥離面をみつけやすくなる。側葉上端膀胱側で膀胱頸部，被膜，腺腫表面を同定すると，これをランドマークとし剥離核出の基準とすることができる（図6）。なるべく腺腫表面に剥離面を設定すると，尖部で剥離面が深くなることが予防され，括約筋の損傷が回避できる。側葉上端を少しずつ剥離すると，図7のように剥離ラインが予見できる。これに沿って下方へ粘膜切開を伸ばす。

6時側は精阜脇で粘膜を腺腫表面まで切開する（図8）。腺腫に沿って被膜を尖部方向に露出してゆくと切開部遠位端に腺腫に沿ったラインが出る（図9）。これを上方に伸ばす。12時側の粘膜切開と上下でつなげる（図10）。中葉を核出すると側葉は内側前方へ動きやすくなるので尖部に余裕ができ，上下から少しずつ尖部の剥離ラインを出すことができる。内視鏡外套が干渉するためスペースがない間は，なるべく横方向の内視鏡剥離は使わない。尖部に内視鏡が入るスペースができたら，内視鏡でカウンタートラクションをかけながら剥離核出が可能である。

図4 括約筋の温存
腺腫表面の深さで剥離すると括約筋は温存される。

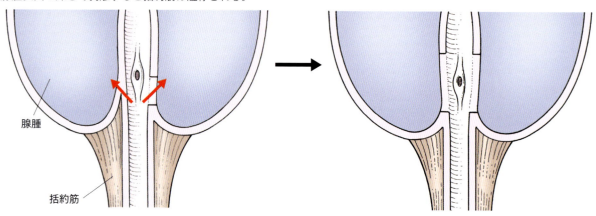

図5 尖部12時での解剖
腺腫上端の尖部側にはくびれがあり，腺腫，被膜面，括約筋がイメージできる。

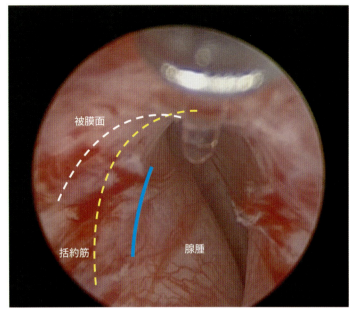

図6 12時膀胱側での解剖
剥離面，腺腫上端，膀胱頸部を認識できると，上方からの剥離に有用である。

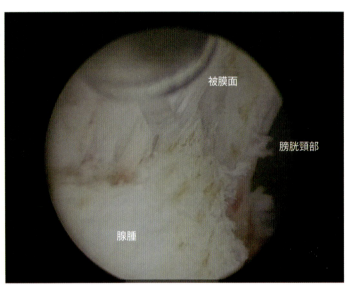

図7 12時尖部の切開ライン
粘膜切開ラインから自然につながる黄色線部分へ切開を伸ばす。

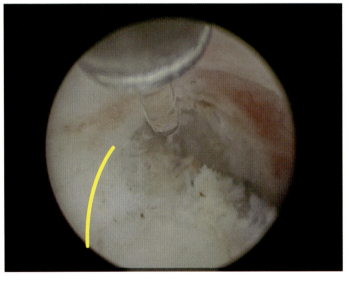

図8 6時側粘膜切開位置

精阜脇よりやや上方で粘膜切開（青色線）を行うと6時側の括約筋が温存されやすい。

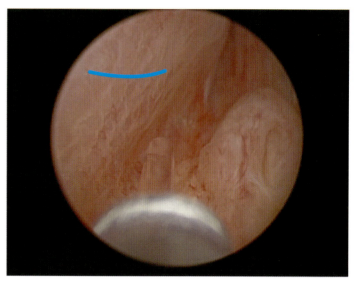

図9 6時尖部の切開ライン

粘膜切開ラインから自然につながる黄色線部分へ切開を伸ばす。

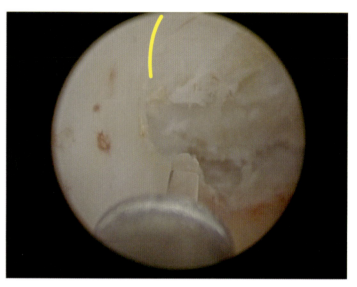

図10 尖部粘膜切開後

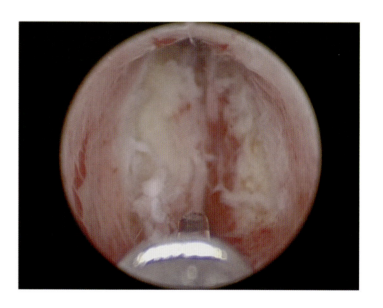

5 止血

　HoLEPでは出血は少ないが止血は難しいといわれている。術中は組織切開蒸散時に熱により血管はシールされ，出血は少なくなる。しかし剥離後に露出した拍動性の血管では凝固層は薄く，パルス波による破壊もあり止血は難しい。そのため多くの術者が止血に電気メスを使用している。レーザーによる局所の熱は照射部より同心円状に広がるので，照射部のすぐ脇では止血に十分な凝固層が形成される。照射部位や方向を変えることで物理破壊の影響を避け，熱エネルギーによる止血を行うことができる。出血点の周囲組織を蒸散する，止血したいポイントのすぐ脇の組織を蒸散させる，など間接的に熱を利用することも有効である。

　また物理破壊は照射される組織の強度によりその影響に違いがある。止血困難とされる比較的太い動脈壁は柔軟だが強固なため，物理破壊に強く十分な熱エネルギーを受けることができる。距離を保ち切断端にピンポイントにレーザーを照射し，炭化するまで待てば十分に止血可能である（図11）。根気よく切断端を露出することが止血のポイントとなる。HoLEPではレーザーを使用しなければ止血はできない。レーザーを有効に使用することが重要であると考える。

　剥離面を平らにしながら止血を行い（トリミング），十分な視野が確保されたら腎盂鏡に交換しモーセレータを使用し組織を回収する。

図11 拍動性の動脈止血
太い動脈では断端が炭化するまでレーザーを照射し止血できる。

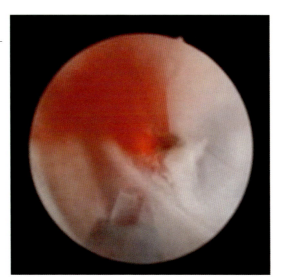

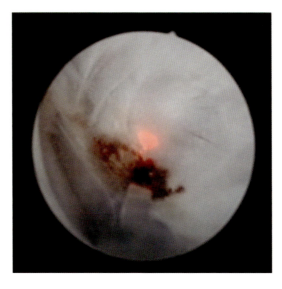

6 モルセレーション

　モルセレーションを行うための条件は十分な視野であり，そのためには十分な止血，十分な灌流，膀胱の充満が必要となる。モルセレータは吸引力が強いため，膀胱損傷を避けるためにはなるべく膀胱の中央で作動させる必要がある。腎盂鏡，モルセレータのハンドピースを反転すると，膀胱背側に沈んでいる組織を膀胱中央側から吸い上げる形になり都合がよい。

　ブレード部分だけではなく先端部でも粘膜損傷が起こるため，先端が見えない状況での操作は危険であり，腺腫は手前側にあるものから吸引すべきである。腺腫を吸いつけていない状態で動作させ続ければ，強力な吸引により瞬く間に膀胱はへこんで損傷のリスクとなる。ブレードに組織が吸引されていないときは作動させない習慣をつけるべきである。

Advanced Technique

> 切除組織の大きさが100g程度になるとモルセレーション効率が落ちるといわれている。筆者は大きな腺腫に対して，核出時にレーザーで切開し分割している。分割に手間はかかるが，腺腫それぞれは通常の大きさになり，数は増えるがモルセレーション効率は落ちないためストレスは少なくなる。

　組織片がブレードに詰まることがあるが，頻回に詰まる場合，吸引圧が相対的に高い可能性があり，切断する組織が大きく詰まるためと考えられる。対策としてブレードのスピードを上げる，吸引スピードを下げることが考えられる。反対に吸引圧が相対的に低い場合は，頻回に吸いつけた組織が離れてしまう。ブレードのスピードを下げる，吸引スピードを上げることが必要である。組織の状態で設定を調整すると，効率よくモルセレーションを行える。

　再度切除鏡に入れ替え減圧し，出血を確認する。仕上げの止血では低出力(0.2〜0.5J)で低周波数(30Hz)の設定が有用である。

7 バルーン留置

　膀胱内でバルーンを膨らませ，膀胱頸部に軽く当たる程度に引き固定する。頸部が広く開いた症例では，固定水の大きいバルーンを使用する。またその際あまり強く引きながら固定すると，体動時や努責時にバルーンが前立腺床に落ち込み，術後出血とバルーン違和感の原因となるため注意が必要である。

術後管理

　術後血尿は軽度で，術後持続膀胱灌流は行っていない施設もある。夜間帯の管理を考え，筆者はTURPと同様に持続膀胱灌流を行っている。血尿の程度により灌流スピードを変えているが，灌流量はTURP時代に比べ圧倒的に少ない。

　バルーンは術後1日目に抜去する。抗凝固薬を服用している場合は，血尿の程度と体動でも増悪がない状態になってから抜去としている。

　排尿状態を確認し退院となる。

●退院後の検査

　尿流量測定(unflowmetory；UFM)，国際前立腺症状スコア(International Prostate Symptom Score；IPSS)を中心にフォローアップをしていく。

　術後のTRUSは核出のでき栄えをみる指標になる(図12)。

図12 術前後の経直腸的超音波検査

術前

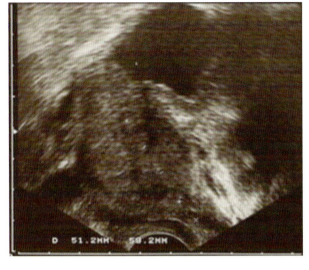
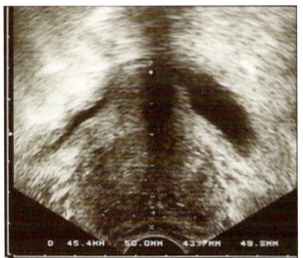

術後1カ月

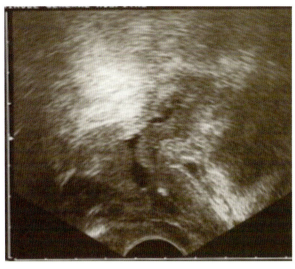
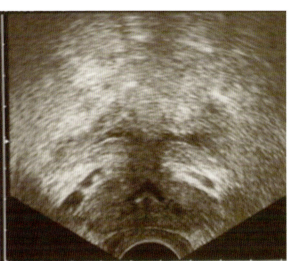

　今後レーザーデバイスの進歩とともに手術が変化していく可能性があるが，普遍的な部分を理解しておくことは重要である。

文献
1) Schlomm T, Heinzer H, et al: Full Functional-Length Urethral Sphincter Preservation During Radical Prostatectomy. EUROPEAN UROLOGY 2011; 60: 320-9.

V 下部尿路の手術

前立腺肥大症の手術
TUEB

東京歯科大学市川総合病院泌尿器科教授　中川　健

　経尿道的バイポーラ前立腺核出術（transurethral enucleation with bipolar；TUEB）は欧州泌尿器科学会ガイドライン[1]では前立腺肥大症手術の選択肢として記載され，特に大きな前立腺肥大症に対しては第一選択術式の一つとされている。バイポーラプラズマカイネティクスを利用したシステムの開発から，生理食塩水灌流液による経尿道的前立腺切除術が可能となり，TURis®（transurethral resection in saline）システム（図1）のループ電極に剥離用スパチュラを装着したTUEB電極（図2）を開発し，経尿道的前立腺切除術，ホルミウム・ヤグレーザー前立腺核出術，開放前立腺核出術の3つの手術の"いいとこ取り"として術式を確立してきた。

　大きく肥大した内腺をミカンの房に例えれば，皮から剥がすのにナイフで切るより指で鈍的に剥がすほうが簡単で汁もこぼれないし，皮も傷つけにくくなる。スパチュラは鈍的剥離に適した形状で，視野確保にも有用である。切開エネルギーのアーク放電蒸散作用で外科被膜を露出し，スパチュラによる鈍的剥離で腺腫を核出，止血能力の高い凝固エネルギーで血管を適宜止血していくことで巨大な前立腺肥大症も安全かつ低侵襲に根治治療が完遂されることとなる。

　2018年より前立腺肥大症手術として経尿道的バイポーラ前立腺核出術が保険収載されたが，従来のTURPのようにhand to handでTUEBを教えられる熟練した指導者が十分に足りているとは言えない。本項がその一助になると考えTUEBの手術手技，コツなどを中心に解説する。

適応，禁忌

　適応は一般的な前立腺肥大症に対する手術適応と同様と考える。薬物療法の効果が不十分な下部尿路閉塞が存在する前立腺肥大症ならびに合併症（尿閉，尿路感染症，血尿，膀胱結石など）がある，または危惧される場合に適応が考慮される。特に80 mL以上の大きな前立腺肥大症においては積極的に核出術／TUEBの適応が考慮されるべきであろう。もちろん30〜80 mLの中等度前立腺肥大症への適応も支障ない。

　麻酔管理が困難な症例は当然禁忌となる。また，剥離操作のための内視鏡可動域確保が必要なため，砕石位が取れない患者も禁忌となるだろう。また，抗凝固剤使用中の患者でその手術前後の中断が困難な症例ではTUEBの安全性のエビデンスがないことから，凝固層をしっかりと確保できる蒸散治療などを選択すべきものと考える。

術前検査，術前準備

　通常の術前検査を行い，TUEBとして特別なものはない。麻酔管理に必要な検査に加え，前立腺肥大症手術のための検査として，尿検査，血清前立腺特異抗原（prostate specific antigen；PSA）測定，経直腸前立腺超音波検査，尿流測定，残尿測定を行う。尿路感染症が疑われる場合には，尿培養ならびに必要に応じてその治療を行っておくことが術後の合

併症予防にもつながるものと考える。また，前立腺癌が疑われる場合は治療法が異なるわけで，それに応じた検査を行い除外しておく。

手術のアウトライン

1. 麻酔
2. 体位
3. 内視鏡挿入
4. 尖部マーキング・粘膜切開
5. ブロック化のためのグルーブ切除
6. 精丘脇の外科被膜露出
7. 腺腫の剥離・核出
8. 止血
9. モルセレーション（チッピング）
10. バルーンカテーテル留置

図1 TURis® システム

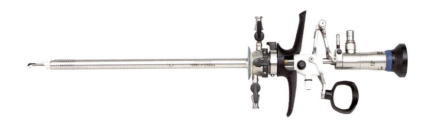
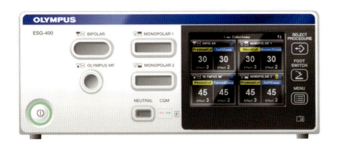
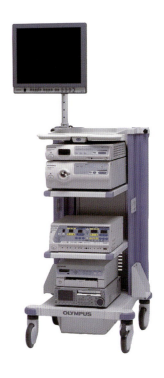

図2 TUEB電極

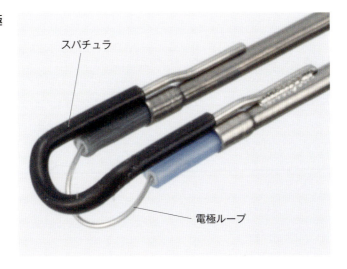

スパチュラ
電極ループ

手術手技

1 麻酔

　全身麻酔，腰椎麻酔のどちらでも支障はないが，腺腫が非常に大きいなどで手術時間が長くなりそうな場合は全身麻酔が選択される。

2 体位

　TURPなどと同様で砕石位で行う。内視鏡操作で腺腫を剥離するため，前立腺が大きい場合などでは，体外操作範囲が大きくなるので，やや大きめの開脚をとったほうがやりやすい。

3 内視鏡挿入

　持続灌流の外套管にオブチュレーターを装着して外尿道口に挿入したら，TUEB用12度光学視管切除鏡を使用し，直視下に観察しながら膀胱まで挿入する。外尿道口を含めスムーズに通過しない箇所が存在する場合にはブジーや内尿道切開を行い十分な内径を確保する。
　内視鏡挿入後，中葉の形状を含め前立腺肥大症の状態ならびに膀胱内の観察を行いブロック数，グルーブ位置などのTUEB術式のプランニングを行う。

4 尖部マーキング・粘膜切開（図3）

　腺腫遠位端を3時，9時，12時で確認し，ループ電極でアーク放電の蒸散切開を用いマーキング粘膜切開を加え，精丘脇から円周上につなげる。この際，腺腫を傷つけないように粘膜だけ切開すると，後に鈍的剥離で尖部まできれいに剥離するのが容易となる。

5 ブロック化のためのグルーブ切除（図4）

　ループ電極を用いて12時，5時，中葉が大きければ7時方向にもブロック化のためのグルーブ切除を膀胱頸部から最初のマーキング近傍まで加える。5時，7時は中葉脇の膀胱頸部から精丘近傍の方向にグルーブを作成する。膀胱頸部輪状筋はしっかりと露出するところまで切除するが，手前は外科被膜を露出しない程度に切除し，剥離・核出操作の前に外科被膜を傷つけないようにする。

6 精丘脇の外科被膜露出（図5）

　TUEB電極を装着し剥離・核出操作を開始する。最初に精丘脇で外科被膜を露出する。精丘脇に腺腫は少なく，TUEB電極のループを組織に接触するのみでアーク放電で組織を蒸散させる。蒸散部位にスパチュラをあて鈍的に押し，抵抗なく剥離できるところまで蒸散を繰り返すと正しい外科被膜剥離層に入る。ここでループ電極を押し付けるようにしてアーク放電を出すと剥離層を越えて切れてしまい層を見つけるのが難しくなる。

図3 尖部マーキング・粘膜切開
①側葉遠位端。いわゆるネスビットサイン上にマーキングを行う。
②12時方向遠位端。通常3時，9時よりも膀胱側となる。
③精丘脇腺腫境界

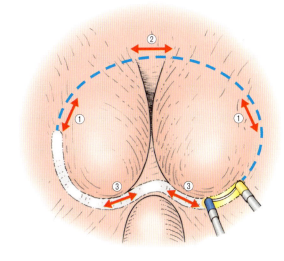

図4 ブロック化のためのグルーブ切除
ⓐ 12時グルービング
ⓑ 5時，7時グルービング

ⓐ
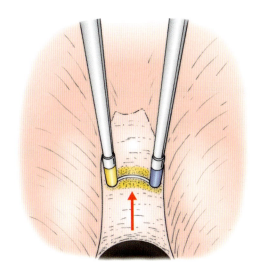

ⓑ
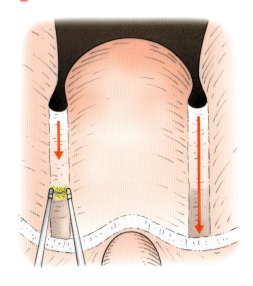

図5 精丘脇の外科被膜露出

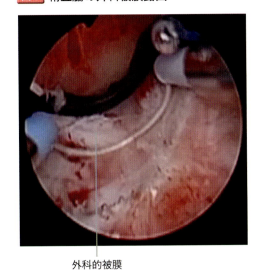

外科的被膜　　　　　　　　　　外科的被膜

7 腺腫の剥離・核出[2,3)]

3ブロックで中葉，左葉，右葉の順の核出・剥離を説明する。

中葉の剥離

精丘脇左右で剥離層に入ったら，5時，7時のグルーブの下を中葉から側葉に一部かかるまでスパチュラを使い剥離面を広げていく（図6）。ループが引っかからないようにスパチュラを傾け剥離面に滑り込ませるように鈍的剥離を行う。交通血管や出血しそうな外科被膜面上の血管があればループで適宜凝固止血をしていく。左右をつなぐように精丘遠位側を剥離したら，5時グルーブの下を剥離し膀胱につなげる。大きな前立腺では，剥離後グルーブとの間に残っている腺腫を切開・離断しながら膀胱側に剥離を進める。同様に7時グルーブの下を膀胱まで剥離する。これらの剥離面を広げるように中葉を剥離していくが，円周状に横方向の鈍的剥離を奥に進めていくように剥離する。6時方向膀胱頸部近傍で長軸方向にまっすぐ剥離を進めると膀胱裏側に穿孔する危険がある。中葉膀胱頸部は，5時，7時それぞれから手前に引き剥がすように円周状に下向き6時方向に剥離を進める（図7）。

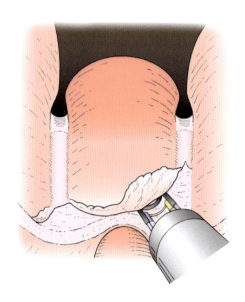

図6 中葉の剥離

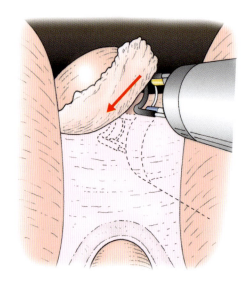

図7 膀胱頸部での中葉剥離

側葉の剥離

中葉核出後，精丘脇から左葉の剥離を行う。尖部から膀胱頸部まで剥がしながら徐々に12時方向に向かって剥離を進めていく（図8）。3時から2時くらいの中ほどで剥がしにくいことがある。この場合尖部寄りに戻り，腺腫尖部側のみの剥離を12時方向に進め，12時近くの剥離しやすいところで膀胱に向けて剥離を行う（図9）。そこから頸部寄りで剥がし下げ，可動性が得られるようになってから最後に残った部分を剥離すると比較的容易に剥離が完遂する（図10）。こうした剥離・核出操作で重要なことは，あちこちで剥離層に入り直すことなく，剥離層をつなげながら広げることを心がけることである。

側葉剥離がほぼ完遂すると，尖部12時近くで，腺腫は粘膜一枚で付着しているので，これを最後に切断する。右葉も同様に剥離を行って腺腫の核出を完了する。

剥離のコツ

剥離の際のコツは，スパチュラによる鈍的剥離で，この際，剥離層に入ったらワーキングエレメントをほとんど使用せず，内視鏡全体の操作で剥離を進めていく。TURのようにワーキングエレメントを使って長軸方向に剥離することは非常に少ない。スパチュラを剥離層に正確にあて，腺腫をスパチュラに乗せるように斜め横方向の剥離を繰り返して奥

図8 側葉下方の剥離

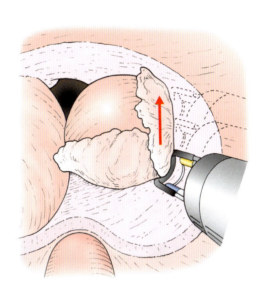

図9 側葉尖部寄りの剥離

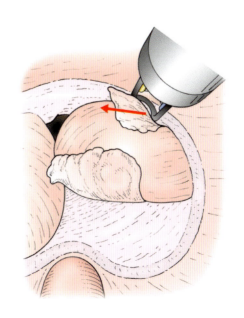

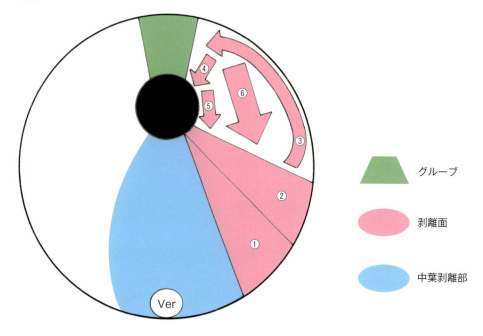

図10 左葉剥離の手順

グルーブ
剥離面
中葉剥離部

（文献2より引用改変）

に進めていく．また，剥離層が分かれたら浅いほうに剥離を進めるようにすると分葉した腺腫の下で被膜を損傷せず，正しい剥離層を維持しやすい．

8 止血

　TUEB電極には剥離用のスパチュラとともにループ電極が備わっているため，剥離すると同時に，あるいは血管破綻前でもスパチュラで視野を確保しながら凝固止血が可能である．TURと同様の操作であり専用エネルギーであることから止血能力は非常に高い．ただしバイポーラになって電気の流れは凝固深部ではなく内視鏡の回収電極の方に向かうので，熱伝導がきちんと出血部位に広がることを意識して凝固止血することを心掛けるようにしないと思わぬ後出血につながる恐れがあるので注意すべきである．剥離・核出中に適宜止血を行ってくことから出血は少ないが，モルセレーションの前に膀胱頸部を中心にもう一度きちんと止血をしておいたほうがモルセレーション中の視野確保に有効である．また，モルセレーション前の止血時に分葉して食い込むように残った腺腫を追加核出し，通常のループ電極に変えてトリミングを施しておくと治療の質，根治性がより向上するものと思われる．結果として術後のPSA減少率は90％以上となり，ほとんどの症例でPSA値1ng/mL未満が維持されることになる．

9 モルセレーション（チッピング）

　腎盂鏡に交換して，核出した腺腫は膀胱内でモルセレーターを用いて吸引除去するのが簡便である．膀胱を吸引して損傷しないよう常に視野は良好に保ち，モルセレーターで腺腫を吸引し，膀胱壁から浮かせて操作すべきである．灌流液の流入と吸引量を調節し，膀胱が虚脱しないようにも注意する．

　モルセレーターを使用しない場合は，腺腫各ブロックの膀胱側1cm^{2}程度を剥離せずに残し，ループ電極で細切する．

10 バルーンカテーテル留置

最後にもう一度切除鏡で止血を確認し，20Fr 2wayカテーテルを留置する。洗浄液がクリスタルクリアとなることを確認し，通常は牽引せず，少量の持続灌流を一晩行っている。

術後管理

術翌朝，持続灌流をとめ，膀胱訓練を行う。血尿が問題なければ午後にバルーンカテーテルを抜去する。排尿状態を確認し，前立腺肥大症の大きさにかかわらず術後2，3日で退院する。退院時，術後の発熱の状況，検尿所見に応じて抗生剤投与を行っている。

退院後は検尿，尿流量測定，残尿測定，国際前立腺症状スコア，PSA採血でフォローしている。

おわりに

TUEBはHoLEPと類似した術式をとっているが，内容的には指で鈍的剥離をしていた開放前立腺核出術とTURPのコンビネーションである。開放手術，腹腔鏡手術と同様，剥離層を外さない最良の剥離法は鈍的剥離である。ただし，レーザーエネルギーのように前方への無条件の推進力が無い分，剥離面を損傷することはないが，癒着や分葉しているような前立腺肥大症では，術者の力加減，剥離層見極めの技量が問われる。気泡の発生など視野を邪魔するものはなく，術者の術野展開がきちんと行われていれば，直視下に正確な操作が可能となる。

術式の詳細が確立された現在，ラーニングカーブも問題なく，いざとなればTURPにいつでも変更可能な手術である。適度な大きさの前立腺肥大症では一塊核出を行っている施設やクリニックで日帰り手術を行っている施設も存在する。標準術式の一つとして是非習得してもらいたい手術と考える。

文献

1) European Association of Urology Guidelines 2017. Treatment of Non-neurogenic Male LUTS https//urweb.org/guildene/treatment-of-non-neurogenic-male-luts/
2) 中川　健：失敗しないTUEB(Transurethral enucleation with bipolars)のコツ．泌尿器外科 Vol.29 特別号，医学図書出版，2016，p209-211．
3) 中川　健：TUEB(Transurethral enucleation with bipolar)の確立から長期治療成績まで．Prostate Journal 2014; 1: 113-8.

V 下部尿路の手術

前立腺肥大症の手術
PVP

国立病院機構京都医療センター診療部長，泌尿器科科長　奥野　博

　前立腺肥大症に対する低侵襲外科的治療選択肢の1つであるPVP（photoselective vaporization of the prostate：光選択的前立腺レーザー蒸散術，532nmレーザー光選択的前立腺蒸散術）について手術手技を中心に解説する。

　PVPは532nmの波長の緑色をしたレーザーで，水には吸収されにくい一方で，オキシヘモグロビンに対して高度に吸収される（図1）。組織を蒸散・止血しつつ，深達層0.8mm，凝固層1～2mmという薄さにより，蒸散面の浮腫が生じにくい特性がある。2017年に発刊された男性下部尿路症状・前立腺肥大症診療ガイドライン（編集：日本泌尿器科学会）では本術式は，推奨グレードA「開放手術や経尿道的前立腺切除術（transurethral resection of prostate；TURP）と比較して効果は同等である（レベル1）。出血のリスクが少なく大きな前立腺や抗凝固剤使用下においても安全に施行可能である」とされている。PVPの特徴は，安全性，習得が早い，短いカテーテル留置期間，入院期間の短縮，医療費の削減といえる。

適応，禁忌

○適応

・前立腺肥大症に対する一般的な手術適応と同様で，①薬物療法の効果が不十分，②中等度から重度の症状，③尿閉・尿路感染症・血尿・膀胱結石などの合併症がある（または危惧される）場合に，適応が考慮される。

・EAUガイドライン2017年版では「中等度から重度の症状を有する患者では，主観的客観的にTURPと比較して効果は同等である」（レベル：1a 推奨グレード：A），「周術期

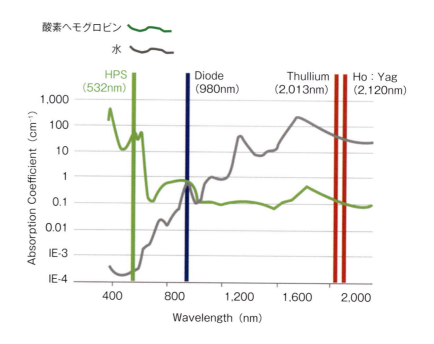

図1　レーザーの波長と水およびヘモグロビンへの吸収度

の安全性はTURPを優る」(レベル：1b 推奨グレード：A)，さらには「抗凝固療法中の患者や心血管障害のあるハイリスク患者にも考慮すべき治療法である」(レベル：3 推奨グレード：B)と述べられている。
- AUAガイドライン2014年版では「PVPはTURPに代わりうる有用な治療法である」と述べられている。
- 昨今ヨーロッパを中心に大規模なTURPと比較した前向き研究(GOLIATH STUDY)が行われ，2年間の追跡調査において前立腺肥大症(benign prostatic hyperplasia；BPH)による下部尿路症状に対する治療効果は同等で，TURPに比べ周術期の合併症が少なく，カテーテル留置期間が短く，回復が早いことが証明された。
- 本邦(前述)のガイドラインでは，推定前立腺体積は30〜80mLおよび80mL以上の症例，抗凝固薬の中止不可の症例も対象となっている。

●禁忌

- 全体的な医学的状況から外科的介入処置が禁忌と判断される症例
- 麻酔管理が行えない症例
- 高度の前立腺結石を有する症例(禁忌とまではいえないが，結石にレーザーが反射されファイバーが破損する危険がある)
- 高度な神経因性の下部尿路機能障害を有する症例(排出障害を除いても自排尿が期待できない症例)
- 重度の尿道狭窄を有する症例(事前に尿道狭窄の治療を行っておく)

術前検査，術前準備

- 通常の麻酔管理に必要な術前検査に加えて，検尿(必要に応じて尿培養)，前立腺特異抗原(prostate-specific antigen；PSA)採血，経直腸超音波断層法(transrectal ultrasonography；TRUS)，尿流測定，残尿測定を行う。
- PSAが高値の場合は直腸診，TRUSに加えて，MRI診断，必要に応じ前立腺針生検で前立腺癌の除外が必要である。PVPは蒸散術であるため手術により内腺の組織診断が行えないことも考慮のうえ生検の適応を決定する。
- 術前カテーテル留置症例や尿路感染症を有する症例は，尿培養結果を参考に適切な抗菌薬を術前に投与する。
- 灌流液：生理食塩水を用いる。室温(20℃前後)でよい。加温することはかえってファイバーの寿命を短くする可能性がある。ただし大量の灌流液を用いる場合，患者の体温が奪われることがあるため，適度に患者の体をウォーマーなどで温める。

装置・器機を取り扱うための基本知識

- レーザー発生装置はAMS社製のGreenLight® HPSコンソール(120W-LBO)，ファイバーはAMS社製のGreenLight® HPSファイバーを用いる。
- ファイバーは過剰な力で破損するおそれがあるため，愛護的に取り扱わなければならない。特に，曲げすぎないこと(特に術者手元 ⇒ 折損のおそれ)。固定の際，鉗子の歯で直接嚙まないこと(折損のおそれ)に注意する。
- 破損した場合，空気中に飛散するため，手術室内では保護メガネを全員着用が必要である(図2)。ドアはすべて閉める。手術室のドアに警告表示を掲示する。
- ファイバー1本の総照射エネルギーは最大40万J(400KJ)，手術時間最大150分，中断時間最大連続30分に制限されているため，手術経過時間を注意深く確認する必要がある。
- 内視鏡システムには，ストルツ社製23Frとオリンパス社製22.5Fr持続灌流式レーザー膀胱鏡の2種類がある。手術操作時は30°光学視管を使用し，フィルターの装着が必ず

必要である。
- レーザー光はファイバー軸に対して70°の前方偏向角で照射される（図3）。よって尿管口または膀胱三角部/膀胱への損傷を避けるため、膀胱頸部の組織を治療する場合には注意する。
- レーザー先端には青色の標識とその反面に赤色の標識がある。赤色標識側に照射口があるので、レーザー照射時は組織側に赤色標識が向いていること、つまりカメラ側に青色標識が観察できていることが安全性において重要（好ましくない方法/位置にレーザーが照射されるのを防ぐ）である。またファイバーの手元にもコントロールノブ（突起部）がありレーザー照射口側を示している。
- ガイド光（エイミングビーム）はレーザーが照射される位置を赤色に示す。レーザーを照射する前に、レーザーのガイド光とファイバーキャップが膀胱鏡を通してはっきり見えていなければならない（図4）。
- 内視鏡とファイバーの位置関係：ファイバーの直径は1.8mm。最適な作動距離は組織から1〜3mmであるので、視覚的ガイドとしてはファイバーキャップの幅（厚み）の分、組織から離す（図5）。

図2 手術風景（レーザー発生装置、ファイバー、保護メガネの着用）

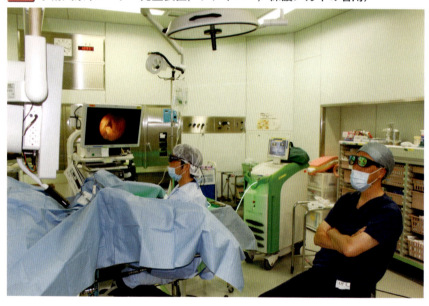

図3 レーザー偏向角

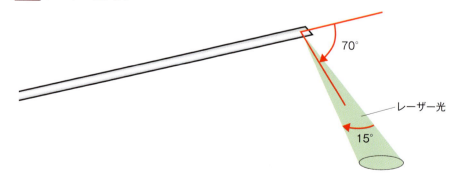

手術のアウトライン

1. 麻酔
2. 内視鏡挿入
3. 膀胱内の観察
4. 基本設定
5. 蒸散手技
6. 蒸散順序
7. 止血方法
8. 残存腺腫の確認方法と止血の確認
9. カテーテル留置

図4 ガイド光（赤色）

赤いガイド光が目標組織に当たっていることを必ず確認してからレーザーを照射すること。

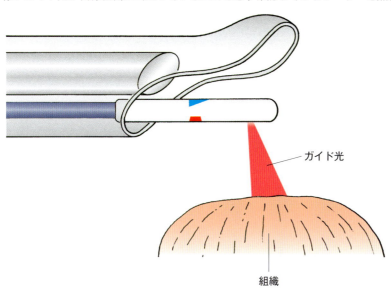

図5 内視鏡とファイバーの位置関係

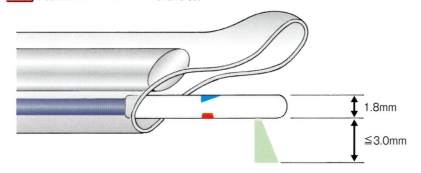

手術手技

1 麻酔

　PVPを施行する際の麻酔は腰椎麻酔が主体で，体位は截石位である．抗凝固薬使用下に施行する場合や患者の状態により全身麻酔が選択される場合もある．

2 内視鏡挿入

　外筒に0°光学視管とそのオブチュレーターを装着して，外尿道から膀胱までを直視下に観察しながら挿入する．その際，尿道粘膜を出血させないことが重要である．尿道狭窄を認める場合は，可能な限り粘膜面の損傷を避けて切開あるいはブジーを行う．その際の出血も，その後の安全な操作に支障をきたすことがあるので注意を要する．

3 膀胱内の観察

　尿管口の位置・膀胱頸部との距離(見えないときは無理をしない，出血させない)，中葉肥大の有無・程度，肉柱形成の有無・程度，膀胱腫瘍や膀胱結石の有無を観察する(カルテに記載)．術式の変更がないことを確認して，この時点でファイバーを滅菌ケースから取り出す．

4 基本設定

　蒸散 Vapor 60W，凝固 Coag 30Wから開始する(参考：当院設定値)．蒸散出力を上げる場合は10〜20Wずつ増やす．オリンパス製の内視鏡ビデオシステム(OTV-S)では，構造強調レベル：A3，側光モード：ピークに設定する(参考：当院設定値)．

5 蒸散手技

●蒸散のポイント

　最も重要なことは，①ファイバーと組織との距離，②スウィープ(振幅)の速度と角度，③レーザーの出力を調整して大きな泡を出し続けることである．気泡をいかに出し続けることができるかが有効性，安全性に影響するので，これらをいかに上手に組み合わせるかが鍵である．

●臨床的効果のために心がけること

　組織から1〜3mmの距離を保って照射する．接触しても遠くてもダメ．目視距離の目安はファイバーキャップ1本分．蒸散中は，大きな泡が出ているか常に確認する(図6)．

●組織に接触させて照射させない工夫

　(とはいうものの両側葉のkissingがあってなかなか接触が避けられない場合はどうすればよいか)

図6 蒸散手技
ⓐ 効率よい蒸散
ⓑ 非効率的な蒸散あるいは凝固：泡が出なくてよいのは止血（凝固）を狙う場合のみ。凝固を企図する場合は泡を出さないように努める。

・効率のよい蒸散＝大きな泡：スキューババブル
・効率の悪い蒸散＝小さな泡：シャンパンバブルと臨床現場ではよんでいる。

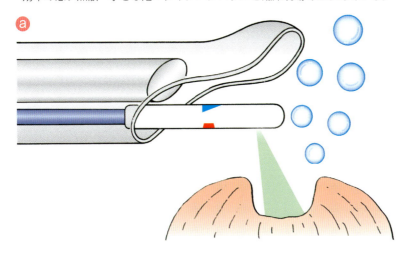

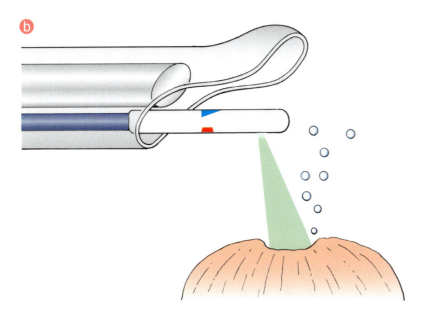

Advanced Technique

①まずは内視鏡の操作でできるだけ作業スペースを開ける努力をする（図7）。
②それでも無理なら出力を下げ（60W），素早いスピードでスウィープしながらファイバーを手前に引いてくる。
③ストルツ製は右葉，オリンパス製は左葉との作業スペースが取りにくい特性があるため，ストルツ製は左葉からオリンパス製は右葉から蒸散を開始する。
④kissingが強い場合は4時〜8時の間から開始せず，作業スペースが取りやすい場所（3時や9時など）から開始する。
⑤ターゲットとする組織に対してレーザー光を垂直に当てる（図8, 9）。

図7 作業スペースを開けるための内視鏡操作

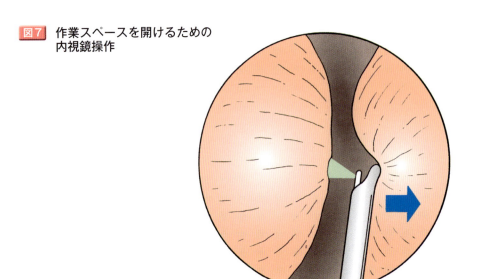

図8 正しい照射法(スウィープ範囲)

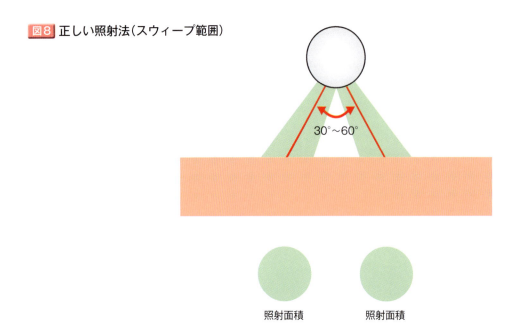

図9 誤った照射法

エネルギー密度が下がる。スウィープが戻ってくるまでに組織の温度が下がる。蒸散より凝固が優勢になる。凝固層は蒸散しにくく,不整な面ができやすくなる⇒エネルギーのムダ,手術効率の低下。

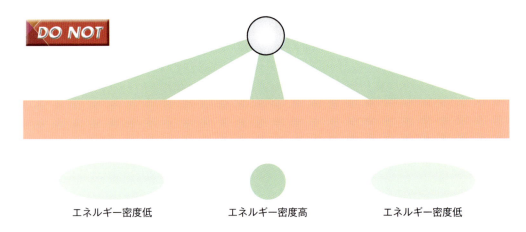

6 蒸散順序

　スウィープは少しずつオーバーラップさせて行う（図10, 11）。基本的には膀胱側から徐々に尿道側に向かって蒸散を続ける＝内視鏡を手前に早く引きすぎない＝組織のエッジ（崖の端）部分・山の頂点を常に蒸散させることを心がける。

　切除や核出では縦の動きを意識するのに対して，蒸散では横の動きを意識することが大変重要である。

図10 正しいスウィープ手順（ゆっくりと）

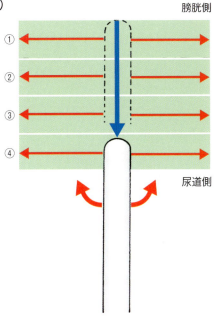

図11 誤ったスウィープ手順

不整なデコボコした蒸散面の形成：手術効率の低下，出血した際に出血点が特定しにくい，治癒の遷延・合併症につながる。

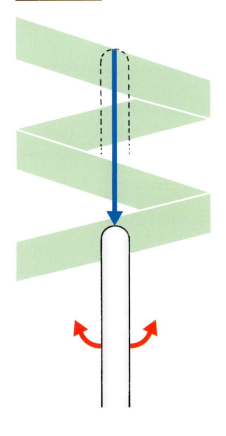

●照射手順

① 照射開始部位は膀胱頸部から約1cm遠位で4時または8時を蒸散する。
② ゆっくりスウィープしながら尿道側に蒸散を進めていく。このことにより作業スペースが形成されて灌流液の通りがよくなり視野が確保される。
③ 次いで2時または10時の位置の照射，蒸散を行う。これにより側葉の腺腫が6時方向に落ちてくる。
④ 側葉の腺腫に適時出力(80～120W)を上げて蒸散を行う。
⑤ 最後に精丘付近およびその周囲の蒸散を行う。

Advanced Technique

両側尿管口を確認し，膀胱頸部5時～7時から精丘脇までに，蒸散出力60～80Wで切開を加えることにより膀胱頸部が開大し腺腫がはっきりする。これによりその後蒸散効率のよい操作が行える。

●中葉肥大

Advanced Technique

いきなり中葉肥大から照射を開始すると出血のコントロールが取りにくくなる。4時～8時の膀胱頸部寄りの側葉腺腫を蒸散し作業スペースを広げて，また中葉への血流を低下させてから行う。

●膀胱頸部や精丘付近の蒸散

過度の照射は，術後膀胱頸部硬化症の発症や術後の一過性の尿意切迫につながる。精丘付近は血流が多いため出血に注意する。これらの付近はエネルギーを下げて蒸散を行う。

●ファイバー破損の注意点
（破損防止の観点からやってはいけないこと）

・組織に先端を差し込んで照射
・組織に接触させて照射
・大きな気泡(スーパーバブル)の中で照射
・組織片が付着したままの状態で照射 ⇒ 組織片は速やかに除去
・結石やシードへの直接照射
・その他：ファイバー先端に物理的応力・負荷をかけることに注意する。このような場合ファイバー先端の温度が異常上昇し先端が破損する。破損する瞬間は閃光を発し，直後からエイミングビームが確認できなくなり，そのまま照射し続けるとあらぬ方向にレーザー光が散乱し大変危険である。

DO NOT

誤った照射法
レーザー光が当たっているポイントが目視できていない(図12)。

してはいけない手技
無理をしない＝深堀しない。盲目的操作をしない。

図12 誤った照射法

ターゲット組織にエイミングビーム（ガイド光）が当たっている状態を目視してから照射AND蒸散部分が（できるだけ）常に目視できているように心がけて操作する。見えていないと…思わぬ組織への損傷、深堀り・出血・穿孔、組織との距離が遠いことによる凝固が起こる。

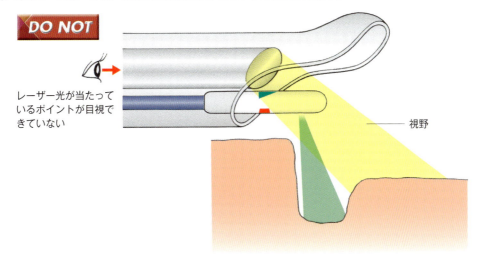

●推定前立腺体積80〜100mLを超える症例

本邦では今日薬事承認されている120W-LBOに用いるレーザーファイバー1本の総照射エネルギーは、最大40万J（400KJ）に制限されており、さらに高価で償還できない問題がある。よってファイバー1本ではその蒸散量には一定の限界があり、すべての腺腫を蒸散することは困難である。

このような症例に対しては

Advanced Technique

・排尿効率のよい尿道作製：特に中葉を含む4時〜8時にかけての腺腫を中心に蒸散を行い、膀胱頸部から精丘までが直線状に平坦化するように形成する。
・より蒸散効率のよい手技の習得
・Vap-resection法の併用（参考文献）

7 止血方法

出血点を直接凝固しようとしてもむしろ深く掘れてしまい、かえって難渋することが多い。原則的に出血点に直接照射せず、出血部位の周囲を凝固モードで照射する。あるいは蒸散モードで出力を80W以下にして、組織からできるだけ離してスウィープスピードを早くして組織を凝固する（凝固モードでは動脈性出血には無効のことが多い）。どうしても止血できない場合はウロマチック灌流液と対極板を準備して凝固端子で経尿道的電気凝固術（transurethral electrocoagulation；TUC）を行うか、生理食塩水を用いた経尿道的前立腺切除術（transurethral resection in saline；TURis®）システムに変更して凝固止血を行う。

図13 止血方法

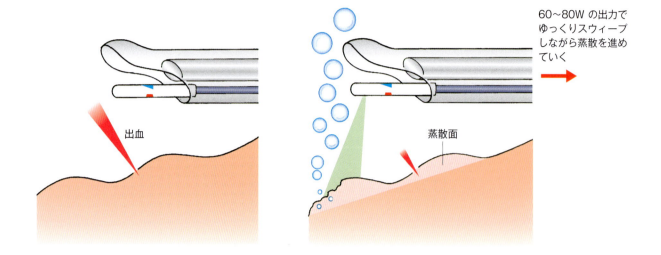

Advanced Technique

視野のとれる場所（出血点より膀胱側）まで内視鏡を膀胱側に進めて，蒸散出力を60〜80Wに下げて出血点方向に向けて再度ゆっくりスウィープしながら組織が平坦になるよう蒸散を進めていく（図13）。このことによって自然と止血も完了することが多い。

8 残存腺腫の確認方法と止血の確認

灌流液を止めて外筒の灌流孔まで直視下に内筒を抜去して排液を進める（この際膀胱内をすべて空虚にしないほうがよい）。残存腺腫の位置と出血部位あるいはウージングする部位を確認し，適時追加治療を行う。最後に蒸散出力を60〜80Wに下げてファイバーからの距離をとり，スウィープを速めて泡を出さないように努めながら全体を止血凝固する。

9 カテーテル留置

基本的は16〜18Fr，2wayカテーテル（カフ水10mL）を留置する。閉塞するような組織片がない限り膀胱洗浄は不要である。終了時の血尿が軽微であれば灌流・牽引も不要である。

より安全で確実な手術習得のために

- 導入初期においてはシミュレーター（GreenLight SIM™）を用いたトレーニングが有用である。
- PVP研究会主催の学術集会が定期的に開催され，そのなかでも手技に関する講演も取り上げられている。
- 国内にはトレーナーの資格をもった医師が複数施設に在住して，手術見学や指導を受けやすい環境が整えられている。

術後管理

- 明朝血尿グレード1～2以内なら抜去する。
- 尿道カテーテル抜去後は，排尿状態，血尿の程度，残尿の程度を観察する。
- 退院後の指導：術後1カ月間は後出血のリスクが高いため，飲水指導に加えて，激しい運動や性交渉，刺激物の摂取，飲酒を控えるなどの生活指導をする。便秘時は緩下剤を処方し，過度な腹圧をかけないように指導する。
- 退院後の経過観察：術後1, 3, 6, 12カ月，以後1年ごと：国際前立腺症状スコア（International Prostate Symptom Score：IPSS），QOL，過活動膀胱症状スコア（Overactive Bladder Symptom Score：OABSS），検尿，尿流測定，残尿測定。術後6カ月，以後適時：PSA採血，TRUS。

抗凝固薬内服患者の適応とその留意点

　先述の本邦のガイドラインでは，本術式は，「出血のリスクが少なく大きな前立腺や抗凝固剤使用下においても安全に施行可能である」とされている。またEAUガイドライン2017年版では「周術期の安全性はTURPを優る」（レベル：1b 推奨グレード：A），さらには「抗凝固療法中の患者や心血管障害のあるハイリスク患者にも考慮すべき治療法である」（レベル：3 推奨グレード：B）と述べられている。

　本邦では，2018年PVP研究会共同研究会において，抗血栓療法例におけるBPHに対するPVPの安全性と有効性を前向き研究され，その結果，術後6カ月まで自覚症状と他覚所見の改善が確認された。周術期データでは，術翌日の血清Hb低下率に有意差はなく，術後合併症では後出血が確認されたものの輸血を要した症例はなく，重篤な合併症は確認されていないと報告されている。ここでの患者選択は，クマリン系抗血栓薬の使用例では術直前のPT-INRが1.5～2.0であることとしている。

　ただし，前述したように後出血のリスクやそれに伴う膀胱タンポナーデをきたし止血処置を要する場合があること，術後膀胱灌流が必要となる場合があること，カテーテル留置期間が長くなる可能性があることを留意し，術前に綿密な計画を立てることが必要である。特に手技的には手術序盤では安易に出力を上げないこと，終盤では止血確認がより重要である。止血困難であれば経尿道的電気凝固術の併用をためらうべきではないが，そのままTURPに移行するべきではない。

射精能温存について

　射精能を温存したEjaculation-sparing PVPが報告され，約90％の症例で温存が可能で，かつ観察期間6カ月排尿状態の改善も維持されている。本術式のポイントは，精丘から約10mm遠位側（膀胱側）から尖部までの腺腫を残すことで射精能を保持する方法である。この術式の評価については，さらなる症例の積み重ねと長期の排尿状態の観察が必要である。

おわりに

　治療の基本はもちろん「患者の満足」と「安全性」である。PVPはその役割を十分満たし，抗凝固薬を服用中の患者やハイリスク患者への適応・射精能の温存を目的とした術式の改良など，患者ごとの背景やニーズに応じた治療選択ができることが最大の長所である。

文献

1) 日本泌尿器科学会編集: 男性下部尿路症状・前立腺肥大症診療ガイドライン. リッチヒルメデイカル株式会社, 2017年4月20日, 第1版, 第1刷発行.
2) European Association of Urology (EAU) Guidelines 2017. Treatment of Non-neurogenic Male LUTS https://uroweb.org/guideline/treatment-of-non-neurogenic-male-luts/
3) AUA guideline 2010. Reviewed and validity confirmed 2014. https://www.auanet.org/education/clinical-practice-guidelines.cfm
4) Thomas JA, Tubaro A, et al: A Multicenter Randomized Noninferiority Trial Comparing GreenLight-XPS Laser Vaporization of the Prostate and Transurethral Resection of the Prostate for the Treatment of Benign Prostatic Obstruction: Two-yr Outcomes of the GOLIATH Study. Eur Urol 2016; 69: 94-102.
5) PVP(光選択的前立腺レーザー蒸散術)の全て. 泌尿器外科 2014; 27: 1883-916.
6) 野村博之, 山口秋人, ほか: 抗血栓療法中の症例に対する光選択的前立腺レーザー蒸散術(PVP)の安全性と有効性に関する多施設共同前方視的研究. 西日泌尿 2018; 80: 50-5.
7) Miyauchi T, Yusu H, et al: Ejaculation-sparing photoselective vaporization of the prostate: evaluation of the ejaculatory function and the lower urinary tract symptoms. 2016 AUA abstract (V3-06).

V 下部尿路の手術

前立腺癌の手術：HIFU

東海大学医学部付属八王子病院泌尿器科准教授　小路　直

　高密度焦点式超音波療法（high intensity focused ultrasound；HIFU）は，強力な超音波エネルギーを生体内の焦点領域に収束させ，熱効果およびcavitationとよばれる物理的効果により，標的組織を熱凝固および組織破壊し，治療効果を得るものである[1]（図1）。HIFUの物理的特徴として，治療領域を自由な形に設定できること，数mm単位で治療領域，非治療領域の組織変化の違いを鮮明にして治療することができることが挙げられる。これまで，限局性前立腺癌に対してHIFUを用いて前立腺全体を治療する根治的治療である"Whole gland therapy"の長期成績が報告されているが，最近では，HIFUの特徴を活かして，患者の予後に影響を及ぼす癌病巣を治療し，その他の正常組織を可能な限り温存することで，排尿，性機能の温存を目指す治療である"Focal therapy"が実施されている。

　HIFUの特長として，①身体に傷がつかない（非観血的），②何回でも繰り返し治療することが可能，③手術療法や放射線療法など他の治療法後に局所再発が認められた場合でも治療可能，④HIFU後に根治的前立腺全摘術や放射線療法が可能，⑤ランニングコストが低いなどが挙げられ，focal therapyへの発展性も含め，今後の限局性前立腺癌に対する治療戦略において重要な役割を果たすと考えられる。

　他治療との比較では，非観血的治療であること，前立腺内部の部分的な標的領域のみを治療可能であること，繰り返し治療可能であること，清潔操作が不要であることが外科的根治療法との違いである。また，放射線治療との違いとして，HIFUは単回治療であること，繰り返しの治療が可能なこと，遅発性の合併症が少ないことなどが挙げられる。小線源療法との違いとして，穿刺操作がないため，focal therapyにおいて，小さな標的を治療する際に，簡易に正確な治療できる可能性がある。

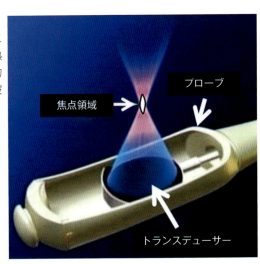

図1　高密度焦点式超音波療法の概略図
高密度焦点式超音波療法は，強力な超音波エネルギーを生体内の焦点領域に収束させ，熱効果および，cavitationとよばれる物理的効果により，標的組織を熱凝固および組織破壊し，治療効果を得るものである。

適応，禁忌

HIFUを実施する際には，プローブは経直腸的に挿入する。このため，肛門狭窄があり，治療のためのプローブが挿入できない症例では，HIFUの適応外となる。以下，whole gland therapyおよびfocal therapy別に適応と禁忌を示す。

●Whole gland therapy

限局性前立腺癌と診断された症例が適応となる。

前立腺の縦径が4cmを超えるような前立腺体積が大きな症例や，前立腺内に1cm以上の結石が存在する症例では，超音波が前立腺腹側に十分に届かない場合がある。これらの症例に対しては，HIFU前の内分泌療法による体積縮小や，経尿道的前立腺切除術による結石の除去が行われる。

●Focal therapy

Multi-parametric magnetic resonance imaging（mpMRI）により得られた情報に基づいたMRI-TRUS融合画像ガイド下標的生検，あるいはテンプレートを用いたsaturation biopsyにより，体積0.5mL以上の"臨床的に意義のある癌（significant cancer）"の局在診断が行われた限局性前立腺癌であり，機能温存との両立が可能な治療範囲内に癌が存在する症例が適応となる。

術前検査，術前準備

HIFUは，腰椎麻酔あるいは全身麻酔下で比較的短時間で実施可能であり，出血などの侵襲性も低いため，一般的には，血算および生化学検査，X線検査，心電図が術前検査として行われる。

術前準備としては，グリセリン浣腸による直腸内の洗浄が行われる。

手術のアウトライン

1. 麻酔（腰椎麻酔，あるいは全身麻酔）
2. 体位（臥位開脚位）
3. プローブの肛門への挿入
4. 前立腺の描出と治療計画
5. 治療実施
6. プローブの肛門からの抜去
7. 尿道カテーテルの留置

手術手技

本項では，本邦で使用可能なSonablate® 500を用いたHIFUについて示す。

1 麻酔

腰椎麻酔，あるいは全身麻酔により行われる。

2 体位

　仰臥位開脚位とする。Sonablate® 500は，本体，モニター，プローブ，冷却水灌流装置からなる（図2a）。術者は，患者の両脚間に入り，プローブおよび本体の操作を行う（図2b）。

3 プローブの肛門への挿入

　プローブには，治療域を描出するモニターと，エネルギー出力を調整するコンピューターが内蔵されている。強力な超音波エネルギーを照射するトランスデューサー（周波数4MHz，出力1,300～2,200 W/cm^2）を内蔵したプローブは，コンドームで覆われ，内部に冷却水を灌流させた状態で，直腸に挿入される（図3a）。トランスデューサーは，強力超音波を凹面プローブから放射し，3.0あるいは4.0cm離れた曲率中心の3×3×10mmあるいは3×3×12mmの焦点領域に収束した超音波振動エネルギーにより組織を破壊し，治療効果を得る。

4 前立腺の描出と治療計画

　モニター上で，前立腺の横断像と縦断像を描出させる。この超音波画像上で，カーソルを用いて治療領域を設定する。whole gland therapyでは，超音波画像で前立腺の縦断面と横断面画像から，前立腺全体を治療領域とするようにプローブの位置を調整し，カーソルを用いて治療領域をモニター上で選択する。

　一方，focal therapyでは，significant cancerの局在診断に基づいて，前立腺内部における治療領域を設定する。HIFUを用いたfocal therapyでは治療領域を比較的自由に設定

図2 Sonablate® 500と治療風景

体位は仰臥位開脚位とする。Sonablate® 500は，本体，モニター，プローブ，冷却水灌流装置からなる（ⓐ）。術者は患者の両脚間に入り，プローブおよび本体の操作を行う（ⓑ）。

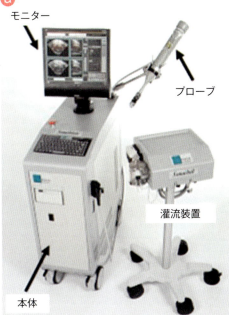
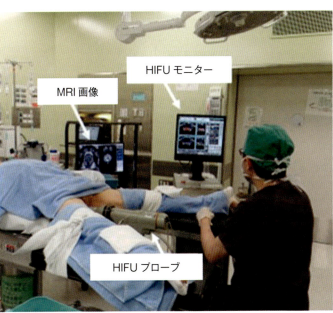

可能なため，癌局在に応じて，dog-leg ablation, urethra-sparing ablation, hemi-ablation, およびfocal ablationが施行されてきた（図4）。

Advanced Technique

HIFU中の前立腺は腫大するため，治療標的領域が変位しやすい[2]。この標的領域の変位を抑制する目的で，灌流液の量を200〜300mL程度増加させ，前立腺を圧迫しながら治療する方法が有効である[3]（図3b）。

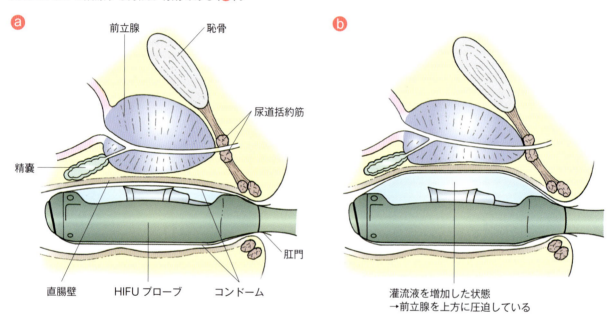

図3 直腸に挿入されたプローブ
プローブはコンドームで覆われ，内部に冷却水を灌流させた状態で直腸に挿入される（a）。HIFU中の前立腺は腫大を抑制する目的で，灌流液の量を200〜300mL程度増加させ，前立腺を圧迫しながら治療する方法が有効である（b）。

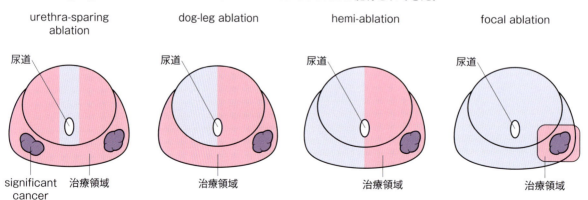

図4 高密度焦点式超音波療法を用いたfocal therapyの治療領域
高密度焦点式超音波療法を用いたfocal therapyでは，癌局在に応じてurethra-sparing ablation, dog-leg ablation, hemi-ablation, およびfocal ablationが施行されてきた。

5 治療実施

治療領域設定後は，装置本体に組み込まれたコンピューターにより，焦点領域が格子状に，少しずつ重なるよう移動することによって治療対象となる組織を照射する．術者は，治療中の超音波画像上で生じる組織変化（ポップコーン現象：組織変化により超音波画像上で組織がhyper-echoicな変化を生じること）を確認しながら，エネルギー出力をコントロールする（図5）．

> **DO NOT**
> 焦点領域が直腸壁に移動すると，直腸壁の組織が破壊されるため，直腸損傷，および尿道直腸瘻の原因となる場合がある．術者は，モニター上で患者の体動などによる治療領域の変位などを注意深く観察することが必要である．

6 プローブの肛門からの抜去

治療後，プローブ内の灌流液を排出させた後，プローブを抜去する．プローブの出し入れにより生じる肛門の疼痛および腫脹を抑えるため，ステロイドと局所麻酔薬の配合軟膏（ネリプロクト軟膏®，ネリザ軟膏®など）を肛門に塗布する．

> **DO NOT**
> プローブ内の灌流液を排出せずに，プローブを抜去した場合，肛門損傷を生じさせるため，灌流液は必ず排出させてから抜去する必要がある．

7 尿道カテーテルの留置

尿道カテーテル（14 Fr Foleyカテーテル）を経尿道的に留置し，治療を終了する．

図5 Sonablate® 500のモニター画面
術者は，治療中の超音波画像上で生じる組織変化を確認しながら，エネルギー出力をコントロールする．

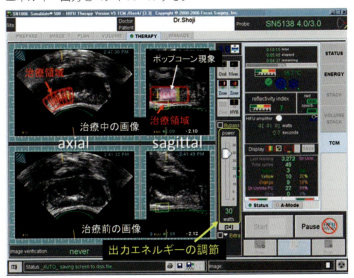

術後管理

　術直後の管理として，特筆すべきものはない。尿道留置カテーテルは，whole gland therapy後では2週間目以降，focal therapy後では，24時間以内に抜去する。

　1カ月以内の自転車やバイクなどへの乗車は禁止している。これは，治療後間もない時期でのサドルによる前立腺圧迫刺激は，尿道損傷や尿道直腸瘻の原因になるからである。

文献

1) Madersbacher S, Pedevilla M, et al: Effect of high-intensity focused ultrasound on human prostate cancer in vivo. Cancer Res 1995; 55: 3346-51.
2) Shoji S, Uchida T, et al: Prostate swelling and shift during high intensity focused ultrasound: implication for targeted focal therapy. J Urol 2013; 190: 1224-32.
3) Shoji S, Hashimoto A, et al: Morphological analysis of the effects of intraoperative transrectal compression of the prostate during high-intensity focused ultrasound for localized prostate cancer. Int J Urol 2015; 22: 563-71.

Urologic Surgery Next

| 1 腹腔鏡手術 | 担当編集委員　荒井陽一
発売中　定価(12,000円+税)
ISBN978-4-7583-1330-8 |

| 2 ロボット支援手術 | 担当編集委員　土谷順彦
発売中　定価(12,000円+税)
ISBN978-4-7583-1331-5 |

| 3 エンドウロロジー | 担当編集委員　山本新吾
発売中　定価(12,000円+税)
ISBN978-4-7583-1332-2 |

| 4 オープンサージャリー | 担当編集委員　土谷順彦
発売中　定価(12,000円+税)
ISBN978-4-7583-1333-9 |

| 5 尿路変向・再建術 | 担当編集委員　荒井陽一
発売中　定価(12,000円+税)
ISBN978-4-7583-1334-6 |

| 6 尿失禁・女性泌尿器科手術 | 担当編集委員　髙橋　悟
発売中　定価(12,000円+税)
ISBN978-4-7583-1335-3 |

| 7 小児泌尿器科手術 | 担当編集委員　山本新吾／兼松明弘
発売中　定価(12,000円+税)
ISBN978-4-7583-1336-0 |

| 8 陰茎・陰嚢，アンドロロジーの手術 | 担当編集委員　髙橋　悟
発売中　定価(12,000円+税)
ISBN978-4-7583-1337-7 |

| 9 外傷の手術と救急処置 | 担当編集委員　山本新吾
発売中　定価(12,000円+税)
ISBN978-4-7583-1338-4 |

Urologic Surgery Next No.3
エンドウロロジー

2018年10月 1 日　第 1 版第 1 刷発行
2024年 4 月20日　　　　　第 4 刷発行

- ■編集委員　荒井陽一・髙橋　悟・山本新吾・土谷順彦
- ■担当編集委員　山本新吾
- ■発行者　吉田富生
- ■発行所　株式会社メジカルビュー社
  〒162-0845　東京都新宿区市谷本村町 2-30
  電話　03(5228)2050(代表)
  ホームページ　https://www.medicalview.co.jp/
  営業部　FAX 03(5228)2059
  　　　　E-mail　eigyo@medicalview.co.jp
  編集部　FAX 03(5228)2062
  　　　　E-mail　ed@medicalview.co.jp
- ■印刷所　株式会社暁印刷

ISBN 978-4-7583-1332-2　C3347

©MEDICAL VIEW, 2018.　Printed in Japan

- 本書に掲載された著作物の複写・複製・転載・翻訳・データベースへの取り込みおよび送信（送信可能化権を含む）・上映・譲渡に関する許諾権は，(株)メジカルビュー社が保有しています．
- JCOPY〈出版者著作権管理機構　委託出版物〉
  本書の無断複製は著作権法上での例外を除き禁じられています．複製される場合は，そのつど事前に，出版者著作権管理機構（電話 03-5244-5088，FAX 03-5244-5089，e-mail：info@jcopy.or.jp）の許諾を得てください．
- 本書をコピー，スキャン，デジタルデータ化するなどの複製を無許諾で行う行為は，著作権法上での限られた例外（「私的使用のための複製」など）を除き禁じられています．大学，病院，企業などにおいて，研究活動，診察を含み業務上使用する目的で上記の行為を行うことは私的使用には該当せず違法です．また私的使用のためであっても，代行業者等の第三者に依頼して上記の行為を行うことは違法となります．